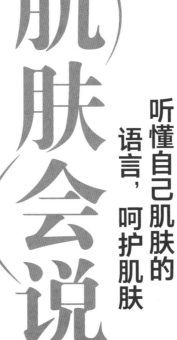

# 肌肤会说话

听懂自己肌肤的语言，呵护肌肤

田艳丽·著

U0253896

天津出版传媒集团

天津科学技术出版社

**图书在版编目（CIP）数据**

肌肤会说话 : 听懂自己肌肤的语言，呵护肌肤 / 田
艳丽著. -- 天津 : 天津科学技术出版社, 2024. 9.

ISBN 978-7-5742-2470-4

Ⅰ . R473.75

中国国家版本馆 CIP 数据核字第 20241XL035 号

---

肌肤会说话：听懂自己肌肤的语言，呵护肌肤

JIFUHUISHUOHUA TINGDONGZIJIDEYUYAN HEHUJIFU

责任编辑：李　彬

责任印制：兰　毅

出　　　版：天津出版传媒集团  
　　　　　　天津科学技术出版社

地　　　址：天津市西康路35号

邮　　　编：300051

电　　　话：（022）23332377

网　　　址：www.tjkjcbs.com.cn

发　　　行：新华书店经销

印　　　刷：香河县宏润印刷有限公司

---

开本　710×1000　1/16　印张13.5　字数150 000

2024年9月第1版第1次印刷

定价：88.00元

从古至今，形容美人时人们都喜欢使用"肤如凝脂""吹弹可破""肌肤若冰雪，绰约如处子"等词语。而《诗经》中，仅用了"手如柔荑，肤如凝脂，领如蝤蛴，齿如瓠犀。螓首蛾眉，巧笑倩兮，美目盼兮"寥寥数句，就淋漓尽致地描述了一位女子的美。

可见，好肌肤是美人的特征之一！

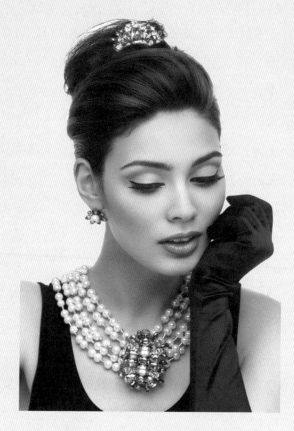

奥黛丽·赫本曾经说过："真正的美丽可以透过外表折射一个女人的灵魂深处。如果你的皮肤像钻石一样晶莹剔透，就能折射出最美的光。"确实，女性容貌姣好，在社交、职场、婚恋、家庭等方面就会有一定的优势。即使长相一般，但如果配上白里透红的肤色，也能让人感到清新脱俗。

除了"爱美是女人的天性"使然，为了获得外界的肯定，也让越来越多的女性开始关注肤质，改善肌肤。也因此，让人们对于美的理解有了更加多元化的表达。健康肌肤一般具有以下特征。

皮肤无病症。皮肤正常，无痤疮、酒糟鼻等皮肤病，没有出现枯黄、干纹、皱纹、斑点、色斑等衰老表现。

肤色正常。正常情况下，黄种人的健康肤色呈黄白之间透着红，红润光泽富有生命活力，不会出现青紫、蜡黄、苍白等缺少生命活力的症状。

皮肤清洁。皮肤表面无污垢，无斑点，无异常凹凸不平，让人觉得容光焕发、精神饱满。

皮肤细腻。柔嫩、光滑、润泽的皮肤，无论从视觉角度，还是从触觉角度，都能给人无限的美感。

皮肤有弹性。富有弹性的皮肤，表面光滑、柔软、不皱缩、不粗糙。

皮肤体味。体味是人体散发出来的气息，是情感和人体语言一种的交流。

皮肤湿度。肌肤是否水润柔滑，决定了肌肤的丰盈程度。

皮肤的抗造力。正常皮肤不敏感、不油腻、不干燥，能有效抵御自由基。

只要满足以上几点，就说明你的肌肤是健康的。可是，对比之下，很多女性发现自己的皮肤状态"一言难尽",被法令纹、黑头、卡粉、出油等困扰,困惑于黄褐斑、色斑、痘痘、毛孔粗大、黑头、痤疮、毛囊炎、皮脂腺囊肿等肌肤常见问题。于是,为了追求肌肤之美,很多人就开始不停地买买买、涂涂涂、擦擦擦、修修修……虽然有些人的肌肤确实因此改善了很多,但多数都治标不治本。

其实,想要拥有美丽健康的肌肤,并不需要复杂的步骤和昂贵的护肤品,只需按照本书中介绍的方法,肌肤就会自然呈现出健康的光彩。

本书是针对"问题"肌肤、美丽肌肤的专业性肌肤书籍,是读者读得懂、学得会的美丽肌肤书。针对肌肤问题,我们对皮肤纹理、肤色、含水量以及结构等进行科学分析,总结出一套基本的解决办法,对应不同问题给出不同的解决方案。我们相信,只要从内而外进行全方位的养护,就能让你我拥有白嫩的肌肤。

## 第九章 问题肌肤的改善秘诀

# 第一章
# 美丽肌肤从"认识肌肤"开始

# 皮肤的结构

皮肤是人体最大的器官，其重量约占人体体重的 16%，由外及内，共分为表皮层、真皮层和皮下组织（也称皮下脂肪层）三层。此外，还包括一些附属器。

### 表皮：肌肤的防护罩

表皮层是皮肤的保护外衣，从下到上呈现的是一种高效的自我防护机制，可以保护皮肤表面和内部组织细胞免受侵害。

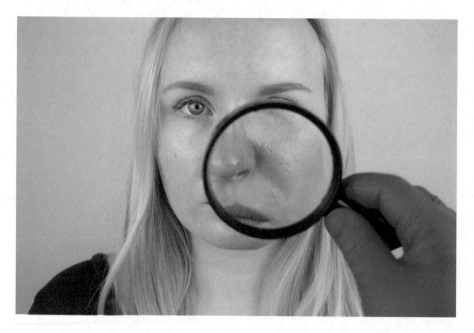

整个表皮层就像一条生产线，从基底层生产出来的表皮功能细胞（含量最多的就是角质形成细胞）紧密排列在一起，形成了类似"砖墙结构"，然后再层层向外推出。作为皮肤的主人，我们要客观地了解皮肤；随着对皮肤结构认知的逐步深入，再倾听皮肤的声音，然后满足皮肤的真正需要。在与皮肤相处的过程中，要尽量维持皮肤自身的修复功能，让皮肤得到滋养。

## 1.表皮的结构

表皮是一种复层鳞状上皮，主要由两大类细胞构成，即角质形成细胞和树突状细胞。此外，表皮内还有极少数的淋巴细胞。表皮借基底膜带与真皮相连接。

（1）角质形成细胞。角质形成细胞具有细胞间桥和丰富的胞质，采用HE染色，就能着色。

角质形成细胞分为五层，分别是：基底层、棘层、颗粒层、透明层和角质层。

表 1-1　角质层各层的介绍

| 细胞 | 说明 |
|---|---|
| 基底层 | 基底层位于表皮底层，由一层圆柱状细胞构成，包括表皮干细胞。在该层级，细胞排列得整整齐齐，像栅栏一样，细胞长轴与表皮真皮交界线垂直；胞核是卵圆形的，有显著的核仁，常出现核分裂现象。角质形成细胞从基底层细胞开始分裂并分化成熟，并最终脱落，在这个精密调控的过程中，约有3%的基底层细胞处于核分裂期，新生的角质形成细胞会按照一定的顺序逐渐向上移动。通常，由基底层移到颗粒层约需14天，再移行至角质层表面并脱落需14天，前后大约需要28天。 |
| 棘层 | 棘层是五层中最厚的一层，临近基底层细胞，是皮肤表皮营养层，位于基底层上方，由4~8层多角形的角质形成细胞构成。组织切片中的细胞呈棘刺形态，故而得名。棘层由细胞液和免疫液组成，决定着皮肤的免疫力；能够分裂繁殖，参与伤口愈合过程，可以给表皮供养。如果肌肤角质层受到破坏，角质层就会变薄，细胞之间的连接空隙就会变大，皮肤就易流失水分，出现干燥、脱屑、发红皮肤敏感等现象。 |

| 细胞 | 说明 |
|---|---|
| 颗粒层 | 颗粒层由1~3层扁平或梭形的细胞构成，位于棘层上方，富含深嗜碱性的透明角质颗粒，故此得名。其细胞浆内含有透明角质颗粒，越接近角质层，颗粒越大，数量越多。由细小的透明细胞组成，通常只出现在手掌、脚掌或皮肤局部增厚时。该层可以折射紫外线、防水分流失、分泌免疫物质、防细菌进入，一旦受损，皮肤就会变得暗哑无光，随着色素的不断堆积，肤色就会变得暗沉。 |
| 透明层 | 该层由细小的透明细胞组成，是皮肤的屏障带，能控制皮肤水分、电解质、化学物质等通过。 |
| 角质层 | 角质层位于表皮的最上层，由5~20层已经死亡的扁平细胞构成，脚掌部位厚约40~50层。其主要成分是结构蛋白、细胞间脂质、天然保湿因子等。 |

（2）树突状细胞。树突细胞是已知最强的专职抗原递呈细胞，是启动、调控和维持免疫应答的中心环节，是唯一一个可以直接激活初始T细胞的专职抗原递呈细胞，主要包括黑素细胞、朗格汉斯细胞和梅克尔细胞。

表1-2　黑素细胞、朗格汉斯细胞和梅克尔细胞的不同特点

| 细胞 | 特点 |
|---|---|
| 黑素烟胞<br>（melanocyte） | 人体肤色的种族差异是由黑素小体的数量和大小决定的，不同种族人群，黑素细胞的数量和分布并无明显区别。黑素细胞起源于外胚层的神经嵴，主要位于表皮基底细胞层和毛囊。胚胎神经嵴细胞是一种多能干细胞，不仅可以发育成黑色素细胞，还可以发育成其他类型的细胞，如神经元细胞、神经胶质细胞、骨细胞、平滑肌细胞、心肌细胞、肾上腺髓质细胞、软骨细胞等。黑色素细胞多呈树突状，可合成黑素小体（是黑色素在黑色素细胞中的存在形态），主要分布在表皮和毛囊，形态细长而扁平，会向周围的角质形成细胞伸出细长的树状胞突。 |
| 朗格汉斯细胞<br>（Langerhans cells） | 皮肤朗格汉斯细胞是一种起源于骨髓的树突状细胞，位于表皮层，主要分布在基底层上方和表皮中部。表皮内的朗格汉斯细胞无桥粒，可以游走，数量约占表皮细胞总数的3%~5%；密度因部位、年龄和性别的不同而不同，一般而言，面颈部较多，掌跖部较少。这是一种独立存在于表皮的树突细胞（dendritic cells，DC）亚群，在维持表皮稳态、介导皮肤炎症中发挥重要作用。 |
| 梅克尔细胞<br>（Merkel cell） | 梅克尔细胞是位于表皮基底层内的触觉感觉细胞，在掌跖、口腔与生殖器黏膜、甲床及毛囊漏斗部，细胞有短指状突起，借助桥粒与周围的角质形成细胞连接，被固定在基底膜，不会随着角质的形成细胞而向上迁移。胞质中含许多直径为80~100nm的神经内分泌颗粒，胞核呈圆形，伴有深凹陷或呈分叶状。 |

2. 表皮层的功能

表皮层最重要的功能，是英勇地充当"皮肤保护屏障"和"酸性保护膜"。

（1）表皮细胞的新陈代谢。表皮层会自动发生细胞新陈代谢，具体过程如下。

首先，基底层细胞借助自身拥有的分裂功能，从最下面的基底层开始，不断地增殖幼儿细胞，"幼儿细胞"愉快地排排坐在一起。

接着，幼儿细胞成长为青少年，也就是棘层。棘层细胞最重要的使命，是生产坚固的角蛋白，即众所周知的角质。角质不仅可以组成毛发和指甲，也是构建坚固皮肤保护屏障的重要成分之一。

然后，细胞继续成熟成为成年人，进入颗粒层。颗粒细胞达到最高生产力，潜心制造内含脂肪、角蛋白与其他蛋白质的"小球"，填充自己。至此，表皮细胞职业生涯圆满结束。

最后，颗粒层细胞死去，转变成角质层细胞，角质层细胞开始"筑墙"，形成皮肤保护屏障。表层角质细胞逐渐脱落时，位于基底层的细胞会被不断推上来，形成新的角质层。

如此，表皮层细胞就在周而复始地经历着由生到死的循环：出生——成长——成熟——死亡。

表皮细胞的新陈代谢，让皮肤拥有再生功能。通常我们提到皮肤的新陈代谢时，主要是指表皮层细胞更新，即表皮细胞从出生、分化到角质化再到脱落的过程。所以，我们的皮肤并不是肉眼所见那样一成不变，而是按照各自细胞的代谢周期默默地更新着。健康的表皮细胞新陈代谢周期大概是 28 天，受年龄、季节、皮肤受损状态等因素影响，个体代谢周期差异比较大。

（2）充当酸性保护膜。人体皮肤呈弱酸性，pH 值为 4.7~5.5，皮肤的酸来自角质细胞废料、皮脂、汗水等新陈代谢产物。汗水中含有乳酸与其他酸性物质，这些酸性物质不仅可以降低皮肤的 pH 值，还能凝结成水分，提供给最上层的皮肤，因此也被称为"天然保湿因子"。原因在于，皮肤表面栖居着大量的微生物群，包括病毒、真菌、螨虫及其他成百上千万种细菌。不同菌落间相互制约与牵制，皮肤才不会发炎。皮肤的酸性环境，为这些微生物提供了良好的气候与舒适的栖息地。在每平方厘米皮肤上，大约居住着数百万个微生物的暂居客和"常住民"，作为回报，微生物也会守卫我们的健康。

（3）黑素细胞防护机制。黑素细胞位于表皮基底层，由神经组织和神经鞘发展而来，在胚胎发育早期分化出来，然后迁移到皮肤中。

黑素细胞看上去像一只五指手套，指间插嵌着大量的圆形细胞。借助每一根"手指"，黑素细胞就能将载有黑色素的色素小球传递到表皮细胞，每个黑素细胞所产生的黑色素可以填充 30~40 个角质细胞。随着表皮细胞的新陈代谢，黑色素就会被上推到皮肤表面，然后跟污垢一起剥落。当皮肤缺水或皮肤新陈代谢比较弱时，剥落的黑色素就会停留在皮肤表层，形成我们肉眼可见的各种色斑。

在每平方毫米皮肤上，平均大约有 900~1500 个黑素细胞，其中面部约 2000 个。黑素细胞可以自己合成并分泌黑色素，而黑色素不仅能吸收紫外线保护皮肤，还能决定肤色。

①黑素细胞的自我防护功能。黑色素是黑素细胞分泌的一种保护元素。为了防止细胞核遭受损害，皮肤会从黑素细胞中释放出黑色素，将细胞核包裹住，对皮肤细胞内的遗传基因形成保护。黑素细胞对紫外线和激素十分敏感，只要感受到紫外线过强或体内激素水平变高，就会启动"自我防护机制"，不停地制造出黑色素。它就像一种终极防晒霜，能吸收所有波长的光，有效地降低紫外线对人体的伤害。

②黑色素对肤色的影响。黑色素不仅是皮肤染料，也是人体自带的遮阳伞。它可以分泌两种黑色素：棕黑系的真黑素和红黄系的褐黑素。其中，真黑素可以有效地降低紫外线对人体的伤害；相反，褐黑素则会削弱这一防御功能。皮肤的颜色，主要取决于皮肤中黑色素的多少和大小，以及两种黑色素比例决定。哪种黑色素中占的份额多，肤色、发色和眼睛就会更倾向于哪种色系。在同等条件下，深色皮肤中每个黑素细胞能产生 600 个黑色素小球，而浅色皮肤可以产生 2~12 个。

## 真皮层：肌肤的水库

真皮层是皮肤的第二大层，位于表皮下，与表皮呈波浪状连接在一起，厚度约为表皮的 10 倍，由大量的纤维、细胞和基质构成，含有丰富的血管、淋巴管、神经、腺体、立毛肌等。

真皮层含有的水分占全部皮肤组织的 60%，是肌肤的大水库，可以为表皮提供源源不断水分，使皮肤湿润而富有弹性，若低于60%，皮肤就会因缺水而变成干性皮肤。

真皮层由胶原纤维（蛋白）、弹力纤维、胞外基质（ECM）、纤维细胞、皮肤附属感受器与血管、神经等组成。其中，胶原蛋白、弹力蛋白和多糖类（透明质酸等）物质可以帮助皮肤结合水分，支持着皮肤的弹力。胶原的流失、表皮屏障受损，都会导致水分丢失严重（经皮失水率），让肌肤变得晦暗、老化、松弛或出现皱纹……

真皮层，在美容学上有着重要意义，常见的皮肤问题如干燥缺水、松弛下垂、暗沉萎黄等，虽然都呈现在皮肤表面，但根源均来自真皮层。因此，一定要重视真皮层的护理。为了让皮肤水分通透、弹性十足，其最直接的方式就是补充透明质酸和胶原蛋白。

1. 真皮层结构的层次

真皮是皮肤的框架结构，是皮肤组织中结构最复杂的一层，厚约0.5~4mm，含水量约为70%，位于表皮层下方，通过基底膜带与表皮基底层细胞嵌合在一起，对表皮起支撑作用。

真皮结构从上至下可分为乳头层和网状层，但二者之间并无明确界限。乳头层。是皮肤细胞的营养"基地"，乳头层较薄，在真皮层上方，紧挨着基底膜带。乳头层中含有许多凸起的触觉小体，所以被叫作真皮乳头层。这里含有丰富的毛细血管、淋巴管、游离神经末梢以及一些细胞成分，毛细血管壁非常薄，通透性极佳；其参与肤色的形成，可以感到痛觉、触觉、温度觉、压力觉，可以为表层提供营养并带走废物，同时还是靶色基存在的部位。

网状层。该层较厚，是皮肤维持弹性的"大本营"，虽然在乳头层的深面，但与乳头层没有明显的界线。网状层由许多胶原纤维和弹力纤维交织而成，含有较大的血管、淋巴管和神经，其中胶原物质占80%，让该层充满弹性。

2. 真皮层组成成分

在组织学上，真皮是一种不规则的致密结缔组织，由纤维、基质和细胞等组成，以纤维成分为主，纤维之间有少量的基层和细胞成分。

真皮层共分为三大部分，分别是真皮内细胞、真皮内纤维和真皮内基质。

（1）真皮内细胞。真皮内细胞主要包括成纤维细胞、真皮树枝状细胞、巨噬细胞和肥大细胞。

表 1-3　真皮内细胞的主要组成结构

| 细胞结构 | 说明 |
|---|---|
| 成纤维细胞 | 皮肤的主要细胞成分，是结缔组织中最常见的细胞，可以合成和分泌大量的胶原蛋白、弹性蛋白，不仅能生成胶原纤维、网状纤维和弹性纤维，还能合成分泌糖胺聚糖和糖蛋白等基质成分，是让皮肤保持年轻态的决定性因素，也是维持皮肤结构稳定的重要组成部分。 |
| 真皮树枝状细胞 | 主要存在于真皮乳头层和网状层，在光老化和某些疾病的成人皮肤中，真皮树枝状细胞数目升高。 |
| 巨噬细胞 | 作用和表达免疫功能的淋巴细胞抗体、抗菌作用（产生溶菌酶、过氧化物和超氧化物）、抗肿瘤物质分泌（生长因子、细胞活素因子和其他免疫调节因子）、消除衰老和损伤的细胞，并参与免疫反应。 |
| 肥大细胞 | 主要存在于真皮乳头层内接近 DEJ（基底膜）处，可以预防感染和对外来刺激反应。当损伤或感染时，血液中的白细胞、巨噬细胞和其他免疫细胞就能随着血液的循环进入真皮建立局部防卫。 |

（2）真皮层纤维。主要包括胶原纤维、弹力纤维和网状纤维。

表1-4　真皮层纤维的主要组成部分

| 结构纤维 | 说明 |
|---|---|
| 胶原纤维 | 是真皮结缔组织中主要的纤维组分。在光学显微镜下，胶原纤维是无色的，带分叉宽度为2~15μm（微米）的略成波浪状的束带（胶原纤维束）。胶原纤维束纵横交错，与皮肤表面平行排列；在乳头层中较细，不成胶束状，且无一定排列方向。胶原纤维束具有一定伸缩性，其主要功能是提供抗拉强度和弹性。 |
| 弹力纤维 | 含量较少，但分布很广，因新鲜标本呈黄色，故又称黄纤维。主要由原纤维蛋白（fibrillin）构成，在外周起支架作用，对皮肤的弹性和张力发挥着重要作用。强日光照射，会使皮肤内的弹性纤维断裂，因此失去弹性而产生皱纹。 |
| 网状纤维 | 主要分布在乳头层及皮肤附属器、血管和神经周围。网状纤维并不是独立的纤维成分，而是未成熟的胶原纤维。 |

（3）真皮内基质。这是一种无定形物质，主要填充于纤维、纤维束间隙和细胞间，由多种结构性糖蛋白、蛋白多糖和糖胺聚糖构成，占皮肤干重的0.1%~0.3%。基质中的蛋白多糖由蛋白质和氨基聚糖结合而成，皮肤中的糖胺聚糖包括透明质酸、硫酸软骨素、硫酸皮肤素、硫酸角质素等，可以保持皮肤水分。

真皮层作为皮肤中间层，拥有自己独特的支撑运营系统和自我调整修复系统，是整个皮肤的支架架构，也是营养物质代谢的交换场所，主要职责是为表皮层提供营养（又称为"营养层"），缓冲机械刺激对人体的冲击。

它就像皮肤的弹簧、水库、运输工和感受器，不仅可以为表皮层输送营养物质和水分，还能与外界环境密切接触。皮肤的老化，主要是发生在皮肤真皮层，一旦真皮层受损，是很难复原的。

2.ECM 与皮肤衰老

真皮层主要由细胞外基质ECM组成，而ECM由蛋白质纤维和糖胺聚糖组成。

细胞外基质就像水泥和钢筋一样，可以赋予皮肤一定的强度和韧性，随着内在皮肤的逐渐衰老，ECM 等结构蛋白成分也会显著减少，这也是皮肤衰老的根本原因。而且，一旦真皮层受损极难复原。比如，小时候受伤留下的疤痕即使十几年过去了，依然看得见。所以真皮层的预防保养比受损后修护更为重要。

胶原蛋白、纤连蛋白和糖胺聚糖对维护肌肤健康和年轻扮演着举足轻重的角色。胶原蛋白，可以为肌肤提供充足的支撑骨架，避免组织塌陷产生皱纹；纤连蛋白，可维持细胞间的粘连，紧致肌肤；糖胺聚糖，可以吸引水分子，帮助肌肤保留水分，保持肌肤的弹性。因此，如果要维持肌肤的平滑、澎润和紧致，关键就是要在细胞外基质中维持这些蛋白质和基础介质含量。因此，针对细胞外基质，可以通过外源性途径进行直接补充或通过内源性途径促进其分泌，恢复皮肤层中的细胞外基质含量。

## 皮下组织：人体减震器

皮下组织来源于中胚层，又称皮下脂肪层，与真皮无明显界限。

皮下组织，也称为浅筋膜，是皮肤最厚的一层，其厚度为真皮层的 5 倍，共分为三层：顶层、外套层和深层。顶层损伤，会导致血肿、血清肿、感觉异常和全层皮肤坏死；外套层由柱状脂肪细胞组成，通过在大范围内分布压力来提高抵抗创伤的能力；浅筋膜的深层则位于外套层以下，适合吸脂。

皮肤不仅是人体面积最大的器官，还是分量最重的器官，数据显示，如果将皮下脂肪组织去掉，剩下的全部皮肤只有 3 千克，加上它则会涨到约 10 千克。

皮下组织由疏松的结缔组织和脂肪构成，内含丰富的小动脉、小静脉、淋巴管和神经网，不仅是人体的减震器、柔软的天然缓冲垫，能缓冲外来压力；还是保温防寒的绝缘层，能够储存能量、缓冲外力。此外，它也会影响皮肤的饱满程度，分布均匀，可使女性展现曲线丰满的优美身材，太多或分布不均匀，外观看起来就会显得臃肿，过少则又会给人皮肤干瘪的外观状态。

## 皮肤附属器官

皮肤附属器官主要包括毛发、皮脂腺、汗腺和甲（趾）。

### 1. 汗腺

（1）小汗腺。一般所说的汗腺，位于皮下组织的真皮网状层，可以分泌汗液，调节体温。除唇部、龟头、包皮内面和阴蒂外，小汗腺分布于全身，出现较多的部位有掌、跖、腋窝、腹股沟等处。

（2）大汗腺。主要位于腋窝、乳晕、脐窝、肛周和外生殖器等部位。青春期后分泌旺盛。其分泌物经细菌分解后，会产生特殊臭味，这也是出现臭汗症的原因之一。

### 2. 皮脂腺

皮脂腺位于真皮内，靠近毛囊的位置。除掌、跖外，全身都有，出现较多的是头皮、面部、胸部、肩胛间和阴阜等处。唇部、乳头、龟头、小阴唇等处的皮脂腺直接开口在皮肤表面，其余开口在毛囊1/3处。皮脂腺可以分泌皮脂，润滑皮肤和毛发，防止皮肤干燥，青春期以后分泌会更加旺盛。

3. 毛发

除脚掌、唇红缘等部位外，身体各部位均有毛发。

毛发一共分两部分，露在皮肤以外的部分叫毛干，埋在皮肤内的叫毛根。毛根末端膨大部分叫行乳头，是毛发的生长点。在皮肤内毛根周围包括着一个管状囊，叫毛囊。在毛囊的一侧有一束斜行的平滑肌，叫立毛肌。立毛肌的一端连着毛囊，另一端附着上真皮浅层上，呈倾斜方向。立毛肌受交感神经支配，收缩时可使毛发竖立起来，让皮肤出现"鸡皮"现象。

4. 指（趾）甲

指甲，是一种结缔组织，位于人类指（趾）端背面，呈扁平状。它是爪的变形，又称扁爪，其主要成分是角蛋白。指（趾）端是表皮角质化的产物，可以保护指（趾）端。

# 皮肤的功能

## 肌肤的吸收功能：肌肤如何汲取外界营养

皮肤具有吸收外界物质的能力，这是一种与生俱来的能力，称之为经皮吸收。

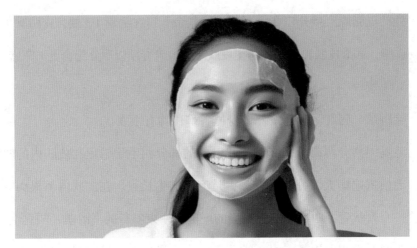

吸收途径主要有三种：角质层、毛囊皮脂腺开口和汗孔。其中，角质层是皮肤吸收最重要的途径，主要吸收脂溶性物质，水分在一定条件下可以自由通过，经过细胞膜进入细胞内。

化妆品的成分如果想真正作用于皮肤，必须具备渗透进入皮肤的能力。简而言之就是，化妆品中的有效成分，即能对皮肤细胞发挥作用的成分，必须先穿透最外面的角质层，然后进入表皮层，才能被皮肤吸收。但即便如此，也不是所有护肤品的渗透对肌肤都有好处，还要看它里面添加的成分对皮肤是否有益。

1. 皮肤对主要物质的吸收

皮肤能够吸收哪些物质呢？

（1）水分。皮肤角质层含水量为 10%~20%，完整的皮肤只能吸收很少的水分。水分主要通过角质细胞的胞膜进入体内。

（2）电解质。放射性离子表明，$Na^+$、$K^+$、$Br^+$、$PO_4^{3-}$ 能快速透过皮肤。

（3）脂溶性物质。皮肤能够大量吸收脂溶性物质，比如：维生素 A、维生素 D 和维生素 K 就能轻易地经毛囊皮脂腺透入。

（4）激素。脂溶性激素，比如：雌激素、皮质类固醇等容易迅速地被皮肤吸收。

（5）有机盐基类。皮肤对这类物质的吸收情况取决于其盐基性质，如果是脂溶性的游离盐基，皮肤吸收效果就好；如果是水溶性的，吸收就不好。

（6）重金属及其盐类。重金属的脂溶性盐类可经皮吸收，比如：氯化汞可通过正常皮肤吸收，但浓度超过 0.5% 可凝固蛋白质，会妨害其通过。金属汞、甘汞、黄色氧化汞等主要经毛发和皮脂腺渗入，表皮本身不能透过。

（7）油脂。动植物性和矿物性油脂都是经毛囊皮脂腺而透入，经角质层吸收的油脂量极少。

（8）气体。皮肤吸收气体的数量很小，全身皮肤吸氧量约为肺的 1/160。一氧化碳不被吸收，二氧化碳则内外相通，由溶度高的一侧向低的一侧弥散或透入。此外，氦、氖、氨、硝基苯及特殊的芳香族油类蒸气等也可以透入皮肤。

2. 为什么你的皮肤吸收能力差

皮肤的吸收能力很差，到底是什么阻碍了皮肤的吸收力度？

（1）角质太厚。皮肤吸收能力与皮肤的厚度，尤其是角质层的厚度、完整性和渗透性关系密切。皮肤角质层整体增厚，皮肤就容易出现不吸收护肤品的情况。而如果养成了不良习惯，比如：长期摩擦、日光暴晒、清洁不到位、熬夜等都容易导致角质层整体增厚，致使吸收能力变弱。

（2）皮肤水合度弱。皮肤水合指的是，通过能与水结合的物质，将水分直接或间接地带进皮肤组织，起到补水保湿的作用。皮肤角质层水合度程度越高，吸收能力就越强。通常秋季比较干燥，皮肤的吸收能力就会弱于春夏时节，所以秋季做好补水保湿有利于护肤品被吸收，从而达到更好的护肤效果。

（3）彩妆有残留。彩妆会让你变得更加漂亮，但也会给肌肤带来额外压力。彩妆一般都比较厚，且含有一定的重金属，经常使用彩妆，会给皮肤造成越来越大的压力，就像是弹簧长期受压、弹性下降一样。其次，卸妆不彻底也会给肌肤增加负担，时间长了，皮肤就会渐渐失去弹性和活力，皮肤的吸收能力自然也会变得越来越差。

（4）毛孔收缩或堵塞。毛孔处于收缩状态，或毛孔被堵塞，会大大影响皮肤的吸收能力，而当毛孔通畅时，吸收能力增强，排泄能力也会增强。

3. 影响皮肤的吸收功能的因素

能够对皮肤的吸收能力造成影响的因素主要有以下几个。

（1）角质的薄厚。皮肤损伤，会破坏角质层，使损伤部位皮肤的吸收功能大大增强，因此如果皮肤损伤面积较大，局部药物治疗，就要注意药物过量吸收所引起的不良反应。因此，如果你的皮肤薄，就不要使用活性高、浓度高的产品，否则会产生过敏反应。

（2）角质层的水合程度。皮肤角质层的水合程度越高，皮肤的吸收能力就越强。局部用药后，用塑料薄膜封包后，吸收系数会增强100倍，因为封包阻止了局部汗液和水分的蒸发，提高了角质层水合程度，贴片式面膜、软膜具有立竿见影的即时效果，运用的就是这个原理，提高了角质的水合力，面膜的精华成分吸收增强了数百倍。也因此，最好在敷膜前使用精华液，然后不要忘了厚涂保湿霜。

（3）被吸收物质的性质。完整皮肤只能吸收少量水分和微量气体，水溶性物质不易被吸收，而脂溶性物质吸收良好。物质的分子量与皮肤的吸收率之间无明显关系，比如：分子量小的氨气极易透皮吸收，而某些分子量大的物质(如汞、葡聚糖分子等)也可透过皮肤吸收。物质浓度与皮肤吸收率成正比，但某些物质(如石炭酸)高浓度时会引起角蛋白凝固，降低皮肤的通透性，影响吸收效果。此外，剂型也会影响物质吸收的情况，比如：粉剂和水溶液中的药物就很难吸收，霜剂可被少量吸收，而微乳剂型是油性和水按一定的比例融合在一起的，生物相容性好，可以增加亲脂或亲水性成分的溶解度，提高透皮速率。

（4）外界环境因素。随着环境温度的升高，皮肤血管会扩张、血流速度会增加，加快已透入组织内的物质弥散，提高皮肤的吸收能力。而当环境湿度增大时，角质层水合程度就会增加，皮肤对水分的吸收也会增强，反之则减弱。

## 肌肤的"镜子功能"：身体是否健康，看肌肤就知道

古语说得好"病于内必形于外"，我们的身体状况可以通过皮肤表现

出来，这也是皮肤的"镜子功能"。

皮肤覆盖在整个体表，与体内各部分血脉相连，身体状况会直接反映在皮肤上。它就像一面镜子，可以将人体内部的疾病与健康等反映出来。比如，剧烈运动后，面部会变红；生病、体质虚弱时，皮肤要比原来苍白……当体内发生病变时，皮肤的颜色也会随之改变。

其由血管和神经纤维的大型网络组成，分为三个不同的叠加层：表皮、真皮和皮下组织。随着时间的推移，皮肤表面会出现明显的老化现象，例如：皱纹、斑点、皮肤干燥、失去弹性或小血管扩张。

皮肤反映了人体所有重要功能的生理完整性，像个"哨兵"一样。

### 1. 皮肤变红

比较常见的皮肤颜色变化是变红，比如：痤疮、过敏、皮炎、火激红斑等。过敏性紫癜可见红色瘀点，红斑狼疮可见红色斑片等。

### 2. 皮肤变白

皮肤变白的常见原因有：白癜风、白色糠疹、老年性白斑、雷诺现象、炎症后色素减退、花斑癣、无色素痣、贫血痣等。

（1）白癜风。白癜风与遗传、免疫、神经、分泌和代谢功能等有关，一旦黑素细胞遭到破坏或黑素合成出现障碍，就会出现局限性或泛发性色素脱失斑，即白癜风。患了白癜风，要尽可能地争取早期治疗，坚持规范治疗，尽早控制和缓解病情，达到治越的效果。

（2）白色糠疹。这种症状多出现在儿童和青少年身上，多发于面部。如果白斑表面有细小皮屑，就可能是白色糠疹，偶尔还会感到轻微痒感。

（3）皮肤变黑。皮肤变黑的常见原因有：黑棘皮病、炎症后色素沉着、口唇黑子黑变病、黑素瘤、基底细胞癌等。如果脖子一圈很黑，就可能得了黑棘皮病。这种情况的出现和代谢紊乱、高脂血症、高血压、胰岛素抵抗、高胰岛素血症、恶性肿瘤等密切相关。所以，发现身上出现黑色棘皮时，可以将这些作为自我检视的征兆，尽快找医生检查。

（4）皮肤变青蓝。皮肤变青的常见原因有：外伤淤青，蓝痣，太田痣，蒙古斑等。

（5）皮肤变黄。皮肤变黄的常见原因有：胡萝卜素血症、黄疸等。

①胡萝卜素血症。如果是短期内皮肤突然发黄（通常手掌部位最先被注意到），可能是短期内过量食用柑橘、南瓜、木瓜、胡萝卜等果蔬，血液中胡萝卜素浓度过高，沉积在皮肤角质层和黏膜部位，从而出现黄皮肤。

②黄疸。胆红素代谢障碍，会引起血液胆红素浓度升高，一旦巩膜、皮肤、黏膜等均出现黄染，就会出现这种症状。成人黄疸由多种疾病引起，最常见的是肝胆疾病。出现黄疸后，千万不要擅自服药，需接受全面的医疗评估，先确定原因，再对症治疗。

所以，发现身上皮肤颜色改变，感觉异常时，不要太过紧张，要在第一时间去正规医院找皮肤科医生评估、诊断，必要时完善皮肤镜等相关检查，明确疾病性质，接受及时正规的治疗。

## 肌肤科的"神光"：不是所有的光都是坏的

"爱美之心，人皆有之"，拥有光洁饱满美丽的肌肤是每个人的心之所愿，因此，改善皮肤美容瑕疵的技术也越来越受到人们的青睐，其中就包含了那些"光"的手段。

光疗是指，使用非电离辐射治疗皮肤问题，改善肌肤状态，主要包括：可见光疗法、紫外线疗法、光动力疗法、激光疗法等。在医美中，医美医生会根据当事人的情况，选择对其治疗有益的光照波长，并根据其治疗反应进行能量的调整等，提高治疗效果。

不同颜色的 LED 光波长不同，组织的穿透力也不同，也具有不同的光生物调节作用，医美医生根据光的特性，选择不同的光进行治疗。

### 1. 可见光疗法

可见光疗法指的是，应用波长 400~760nm 的可见光治疗疾病。常用的可见光疗法主要包括：红光疗法、黄光疗法和蓝光疗法。

（1）红光。LED 红光是自然界可见光谱中波长为 620~760nm 的光线，可以让视网膜的光感为红色，因此得名；超过 760nm，称为红外光。红光兼有光化学作用和热作用，对人体组织的穿透性较强，穿透深度可达 30mm，远超其他光波所，可以起到更显著、更直接的生物效应。红光的光化学效应和热效应，可以治疗和辅助治疗多种皮肤相关疾病，比如：可以减少炎症细胞，促进创面越合；可以淡化面部炎症导致的色素沉着，增多胶原合成，有一定的嫩肤作用；此外，还能促进胶原沉积，减少油脂的分泌，控制炎症反应。

（2）蓝光。LED 蓝光是光波长在 380~500nm 的高能短波光，在人眼可见光范围内，可以看到蓝色。蓝光具有抗菌作用，可用于微生物感染的治疗，包括伤口感染、痤疮等细菌和真菌的感染。此外，蓝光能杀灭伤口定植菌，减轻伤口局部炎症反应，促进伤口愈合，用于痤疮的治疗。

（3）黄光。590nm的黄光，可直达真皮层，具有抗炎、促进组织修复、减轻瘢痕、抑制黑色素产生等作用，适用于玫瑰痤疮、面部过敏、激素依赖性皮炎、淡化色斑、接触性皮炎等问题。此外，黄光还能修复激光术后的面部红肿。

2. 紫外线（UV）光疗法

UV辐射可以分为：UVC(200~290nm)、UVB（290~320nm）和UVA（320~400nm），目前应用较多的包括NB-UVB、308nm准分子激光、PUVA和UVA1。

（1）窄谱UVB（NB-UVB）。波长为311~313nm的UVB，波长范围较窄，减少了紫外线的许多不良反应，不仅可以减少晒伤，还能传递较多的能量。常见适应症包括：银屑病、白癜风、特应性皮炎、蕈样肉芽肿等；禁忌症主要有：红斑狼疮、基底细胞痣综合征和着色性干皮病。

（2）308nm准分子激光。运用高剂量的308nm光靶向性的光疗，只针对受累的皮损，与窄谱UVB相比，准分子激光更具有选择性，适用于局限性、顽固性皮损的治疗，比如：白癜风、银屑病和斑秃等。

（3）PUVA。这是一种内服或外用光敏剂后照射UVA的疗法，其作用机制是在UVA的照射下，光敏剂与DNA中的胸腺嘧啶形成光化合物，抑制DNA的肤质，从而抑制细胞的增生和炎症。常见的适应证包括：银屑病、白癜风、特应性皮炎、蕈样肉芽肿等；禁忌证包括着：色性干皮病、光敏感、长期免疫抑制的患者，经受过放射线暴露、妊娠或哺乳期妇女、砷剂摄入史、黑色素瘤及非黑色素瘤皮肤肿瘤患者等。常见的不良反应有：恶心呕吐、红斑、瘙痒、色素沉着、皮肤干燥等。治疗期间，最好不要食用香菜和胡萝卜等光敏性食物。

（4）UVA1。波长 340~400nm 的 UVA1，可以诱导细胞凋亡、抑制真皮成纤维细胞的胶原合成。常见的适应证包括：硬斑病、硬化性苔藓、特应性皮炎等；禁忌证与 PUVA 大致相同。常见的不良反应有：红斑、瘙痒、色素沉着、水疱形成和光老化等。

### 3. 光动力治疗

光动力治疗依赖于可见光、光敏剂和氧之间的作用。光敏剂在病变组织中聚集，经过特定波长的光或激光的照射，就会被激发，产生活性氧簇（ROS），导致细胞坏死或凋亡，造成病变组织坏死，不会对正常的组织造成太大的损伤，适应证有：中重度痤疮、疣、日光性角化病、鲍温病、基底细胞癌等；常见不良反应有：光毒性反应、疼痛等。

### 4. 强脉冲光治疗（IPL）

即"光子嫩肤"。这是一种多波长的光，光谱范围在 500nm 以上的可见光到近红外光范围，通过选择性光热作用，可被皮肤中的黑色素、血红蛋白和水等物质选择性吸收，发挥不同的疗效，比如：表皮色素减退、收缩毛细血管、增加胶原蛋白合成等。

这种疗法适应证广，可进行全身皮肤治疗，常用于：光老化皮肤、色素性皮肤病（雀斑、炎症后色沉等）、血管性疾病（皮肤毛细血管扩张、$CO_2$ 激光术后的红斑、鲜红斑痣等）、皮脂腺炎症性病变（痤疮、脂溢性皮炎等）。

5.光电治疗方法

光电治疗作为轻医美（非手术类医美项目）不可或缺的组成部分，由于其创伤小、恢复期短、效果确切、安全性高、副作用小等优点，成为了众多求美者的首选。光电治疗其实就是将激光、强脉冲光及射频等形式的能量作用于皮肤，改善各种皮肤问题。

下面，就带大家了解一下常用的一些光电治疗方法。

（1）激光。激光是受激辐射光的放大，不同种类的激光，单一波长也不同，可被用于治疗不同的疾病。例如：二氧化碳激光可以被水强烈吸收，产生切割作用，用来治疗表皮色素斑和皮肤赘生物；调 Q 激光主要被色素吸收，用于治疗太田痣、雀斑样痣、文身等色素性皮肤病；氦氖激光和砷化镓半导体激光可促进炎症的吸收和创伤修复，适用于毛囊炎、皮肤溃疡等；点阵激光适用于痤疮和痤疮疤痕、妊娠纹、眼睑鱼尾纹等眼周细纹、雀斑等色素性病变。

①皮秒激光。皮秒激光指的是脉宽达到皮秒级别的激光，可在极短的时间内释放超高的能量，将色素颗粒击碎成细小的颗粒，使其更容易被机体代谢。

②翠绿宝石激光（毫秒级）。翠绿宝石激光的 755nm 波长是黑色素吸收的最佳波长之一。毛囊和毛干的黑色素吸收了激光的能量后，会产生热效，直接破坏毛囊，让毛发不会再生。

③ $CO_2$ 点阵激光。$CO_2$ 点阵激光是一高能超脉冲的剥脱性激光，发出

的光束细如发丝、呈矩阵排列，作用于皮肤后，不仅可以将病变处的表浅组织气化，还能刺激胶原蛋白新生。

④ 595nm 脉冲染料激光（PDL）。脉冲染料激光的靶基为血红蛋白，通过选择性光热作用，损伤血管壁，达到封闭病变血管的作用，也就是我们常说的"祛红"。染料激光被誉为治疗血管性病变的金标准，主要适用于治疗鲜红斑痣、血管瘤、红血丝、蜘蛛痣、玫瑰痤疮、早期瘢痕等疾病。

⑤ Fotona 4D Pro。这是一台功效比较全面的激光抗衰仪器，拥有 1064+2940nm 双波长，通过协同作用作用于皮肤全层与皮下，收缩或重塑胶原纤维，达到紧致提升的效果，是全面部抗衰的首选治疗项目。其主要通过以下 4 个模式，解决面部松弛下垂、法令纹、木偶纹、眼袋、黑眼圈、眼周松弛细纹、颈部松弛、下颌缘轮廓不清、唇纹、唇色等问题，专业的医生还可以做出更多的变化。

① Smooth 模式：作用于口腔黏膜，可以改善法令纹、木偶纹等。

② Piano 模式：作用于真皮深层与脂肪层，可以达到深层紧致、减脂塑形的效果。

③ Frac3 模式：作用在真皮浅层，可以嫩肤紧致。

④ Superficial 模式：作用于表皮层，可以改善皮肤质地与细纹。

（2）强脉冲光，是以一种强度很高的光源经过聚焦和过滤后形成的一种宽谱光，其本质是一种非相干的普通光。

①光子嫩肤。光子嫩肤的是近些年备受求美者追捧的医美项目，兼具

功效性与性价比，是医美小白的入门之选。相比太阳光，强脉冲光滤除了有害的紫外线和大部分红外线，保留了波长在 500~1200nm 的一段宽光谱强光，可被皮肤吸收，刺激真皮层胶原纤维和弹力纤维重排与再生，恢复皮肤弹性，综合改善皮肤问题。

②射频。

Step1：黄金微针。黄金微针是"黄金射频微针"的简称，是微针与射频的作用结合，可实现 1+1＞2 的效果。根据治疗的需要，可以调节微针的出针深度，精准地作用于指定深度，直达真皮层，在真皮层实现 60~80℃的热凝固。微针的针体是绝缘的，表皮不会发生热损伤，真皮层受热后刺激皮肤的修复功能，不仅可以使得胶原纤维直接收缩，还能刺激胶原蛋白再生，有效改善面颈部提拉紧致、抚平皱纹、缩小毛孔、减少面部出油、改善痘坑痘印、改善妊娠纹、治疗腋臭等问题。

Step2：热玛吉。热玛吉是比较流行的一种抗衰项目。其主要是利用单极射频生热使组织收缩并激活胶原蛋白再生，使用范围非常广，比如：面部，松弛下垂、静态皱纹；眼部，眼周细纹、松弛；颈部，双下巴、下颌皮肤松弛；身体，"蝴蝶袖"、腹部皮肤松弛等。总的来说，热玛吉比较适用于皮肤轻度松弛、皮肤状态比较好的求美者。

## 皮脂腺：既可以保护皮肤，也能引发肌肤问题

皮脂是导致油痘肌肤的根本，在了解皮脂之前，先要认识一下关键的皮肤附属器——皮脂腺。

皮脂腺（Sebaceous gland）是一种可产生脂质的器官，可以分泌皮脂（sebum），这也是它的主要功能。如果把源源不断的皮脂比喻为溪水，皮脂腺就是"泉眼"。

皮脂腺由皮脂腺细胞构成，可以合成大量的油脂。皮脂腺细胞成熟后破裂，就会排出油脂滴，然后油脂就会顺着管道（毛囊皮脂腺导管）进入毛囊管，最后排出皮肤表面，让皮肤表面滋润一些。

1. 皮脂腺的位置

在皮肤表层下，分布着无数毛囊，而毛囊底部生长着毛发。毛囊基本遍布全身，横跨表皮层和真皮层。在每个毛囊和毛立肌（一种细小的平滑肌，可以控制毛发的竖起）之间，分布着一圈皮脂腺，一般有1~6个皮脂腺体，并跟毛囊共享一个出口，那就是毛孔。

皮脂腺主要分布在手以外的其他身体部位肌肤，前额、鼻、背上部的皮脂腺居多，其余部位较少，掌、足趾和足背没有皮脂腺。

2. 皮脂腺的分布

皮脂腺分布很广，主要分布在头皮、面部、前胸和后背，每平方厘米约有400~900个皮脂腺体。

这些部位通常不会出现瘙痒，因为油性大，不容易被洗坏，由此也就有了"胸口不痒四肢痒"的说法。

小腿外侧皮脂腺的密度比其他地方小70倍，这里的皮肤容易发干，也容易瘙痒，与年龄增大有关的皮肤干燥表现得最早。"烫脚的时候不洗腿"就是这个道理。

### 3. 皮脂的分泌

人体的皮脂腺数目，由基因调控决定，出生后不再发生变化。

皮脂腺一直正常在线，肌肤就不会出现大问题，最怕的是各种原因导致的分泌异常，过多、过少都会让肤况变得恶劣。分泌过少，肌肤缺少皮脂膜的保护，留不住水分；油脂分泌太多，会在无形间给肌肤增加负担，废旧角质油脂日渐堆积，就会引发潜在的肌肤困扰。

导致皮脂腺分泌异常的因素错综复杂，要根据实际情况具体区分探究。

（1）内分泌因素。体内雄性激素的分泌状况会直接作用于皮脂腺，刺激皮脂腺合成皮脂。雄性激素分泌过旺，皮脂腺就会异常活跃。

（2）饮食因素。日常饮食，偏向辛辣油腻的重口味或酷爱甜食的人，分泌的油脂比较普通人更多。

（3）精神或神经因素。长期处于紧张、焦虑等状态或睡眠不足，身体自身代谢能力下降，油脂就会通过皮脂腺的分泌排出，出油量就会增多。

（4）过度清洁。面部皮肤受到刺激，局部过度洗涤，皮脂腺代偿性功能就可能亢进，分泌皮脂进一步增多。

（5）系统性疾病。包括高血糖、高血脂的患者，也会伴随皮脂腺功能亢进、油脂分泌旺盛等情况，所以要定期进行全身检查，加以排查。

### 4. 皮脂腺有啥作用

皮脂腺的主要功效为滋润和杀菌。

（1）滋润。皮脂腺正常分泌油脂，会在表皮形成皮脂膜，牢牢锁住肌肤内水分，还能给肌肤增添自然光泽，看上去更细腻柔润。

（2）杀菌。皮脂腺内含有脂肪酸，使肌肤环境呈偏酸性，能有效减少细菌的滋生。

# 第二章
# 偷走肌肤"美"的10大杀手

# 基因：肌肤的好坏由基因决定

从某种程度上来讲，肤质也是会遗传的。

研究表明，基因可以决定我们的肤色，甚至连皮肤的水油平衡状态、皱纹等，都会受到母亲基因的影响。换句话说，就是你现在遇到的所有肌肤问题，都可能由基因决定。

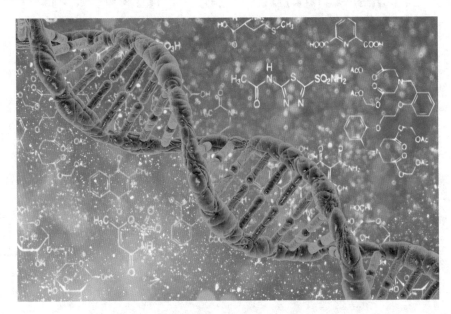

从父母那里继承的遗传性状无法改变，因此想要获得吹弹可破、白里透红的肌肤，关键就要护理好遗传于父母的皮肤，维持在最佳状态。

1.基因决定生理特征

基因是染色体上携带的 DNA 片段，会由父母遗传给孩子。它决定着特定的生理特征，包括我们的身高、眼睛颜色和皮肤特点等。这也就是所谓的"内因"决定老化。

研究发现，约15%的人遗传了"特应性"基因，这种基因会导致皮肤容易过敏，出现湿疹或一些与皮肤不相关的症状，比如：哮喘和花粉热、痤疮、银屑病和脂溢性皮炎等。但基因会改善这些问题，我们不会遗传这些病痛，比如：基因本身不会引起痤疮，而其他触发机制，却可以缓解或改善它。

2.遗传决定皮肤的基本构造和性质

基因，不仅决定着皮肤的性质，是油性皮肤、混合型肌肤、中性皮肤，还是干性皮肤，还决定了肤色、毛孔大小、皮脂分泌量、肌肤细腻度。遗传给我们的皮肤划定了一个基准线，皮肤的状况只能在基准线左右摇摆，以现有的科技水平，还没有办法改变这个基准线。如果你天生皮肤好，皮肤的基准线高，只要稍微打理一下，皮肤就能呈现良好的状态。

不过，良好的基因，并不代表可以毫无顾忌，任意挥霍。基因可以决定皮肤的上限，但无法决定皮肤的下限。

# 年龄：肌肤老化的自然规律

皮肤衰老要经历是一个复杂的、多因素综合作用的过程。随着年龄的增长，人体的皮肤一般会从25~30岁以后逐渐衰老，35~40岁后出现比较明显的衰老变化。这是一个量变的过程，但量变到一定程度，就可能发生质变。

1.老化跟年龄成正比

众所周知，年龄越大，皮肤老化的症状就越明显，但是有些人虽然年龄相同，皮肤状态却完全不同，这就延伸出一个概念：实际年龄不一定等于皮肤年龄。

举个例子，A 和 B 都是 40 岁，A 从 20 多岁开始防晒、抗老，到了 40 岁，皮肤年龄几乎媲美 30 岁；而 B 没有采取任何的预防和保养措施，生活中还会接触很多促进老化的因素，比如：吸烟、熬夜等，40 岁时她的皮肤年龄可能接近 50 岁。

可见，皮肤年龄是可以调整变化的。只不过，调整范围有限度，只能在一定程度上延缓老化进程，并不能返老还童或青春不朽。

2.老化有先后表现

研究表明，人的面部皮肤老化有先后顺序。通常在 25 岁以后，眼部附近就会开始出现细微斑点、色素不均及暗沉、黑眼圈、眼下细纹等问题。慢慢地，其他动态皱纹也会陆续出现，比如：皱眉纹、抬头纹、鼻纹等。到了 45 岁，下半脸就会出现老化，比如：晒斑、老人斑、口周纹等，以及皮肤弹性下降、面部下垂松弛等。

具体表现如下。

（1）状态变差。快速老化期，皮肤参数会老化，肌肤状态最差。

（2）肤质变化。随着年龄的增长，黑头和毛孔的数量会先下降后上升；

27岁以后，黑头的数量增加，52岁左右达到顶峰；29岁以后，毛孔数量增加，50岁左右达到顶峰；皮肤粗糙度呈上升趋势，37岁左右增长最快；皮肤弹性先下降后缓慢上升，在47岁左右最小；痤疮和痘印的数量会随着年龄的增长而减少。

（3）色斑变化。随着年龄的增长，雀斑和总的色斑数量会先增加后减少，48岁左右数量会达到最大值。总体上说，老年斑会随着年龄的增长而上升，28岁以后数量明显增加。

（4）肤色变化。皮肤光泽度和皮肤黑色素含量会随年龄增长而持续增加，代表皮肤黄度的数值会先下降后增加，在26岁左右最小，之后会逐渐增加。在43岁左右皮肤黄度增加速度最快，60岁左右皮肤颜色最黄，23岁左右肤色最浅，然后肤色会变暗。41岁左右肤色变黑的速度最快，59岁左右最小，皮肤颜色也最深。

（5）皱纹变化。随着年龄的增加，属于皱纹的皮肤参数总体呈增加趋势，鱼尾纹和口周纹也会增加。鱼尾纹会在23岁左右出现，口周纹的增加速度则在35岁左右达到最快；42岁以后，静态纹显著增加。

（6）皮肤屏障变化。随着年龄的增长，经皮失水的TEWL值会先上升后下降，然后缓慢上升。不过，由于该数值会受到多种因素的影响，因此无法保证重复性；过了60岁，皮脂分泌量呈快速下降趋势，皮肤会变得干燥，并出现皮肤屏障受损。

3. 皮肤老化的过程

皮肤老化，会经历潜伏期、衰老发生期、快速衰老期和稳定老化期。

（1）潜伏期。潜伏期，一般是在 18 岁到 30 岁之间。这段时间内，整体皮肤表现最好，黑色素含量和光泽度提示肤色浅，皮肤极少泛黄。但这个年龄段是雀斑的高发时期，忽视了防晒，就会逐渐出现各种色斑，比如：晒斑、老年斑等。此外，还会出现痤疮、晒伤、屏障功能差和皮肤出油多等皮肤问题。

（2）衰老发生期。31 岁以后至 42 岁，我们的皮肤质地会逐渐变差，粗糙度明显升高，痘印也会加减增多，粗大的毛孔陆续增多，雀斑明显多于潜伏期；老年斑较少，皮肤很少发黄，肤色较浅。

（3）快速衰老期。过了 43 岁，我们的皮肤会进入快速衰老期，直至 47 岁。这时候，皱纹和老年斑会逐渐增加，肤色会加深，皮肤质地会出现显著变化。色斑和雀斑较多，皮肤发黄增加，肤色加深，皮脂分泌下降。该时期，皮肤老化的速度最快，不仅会出现肤色、肤质等多种皮肤问题，还会降低皮肤屏障功能，让皮肤显得干燥。

（4）稳定老化期（48~60 岁）。过了 48 岁，我们的皮肤会变得越来越差，直至 60 岁。在该阶段，皮肤皱纹和色斑最多，皮肤老化问题最严重，主要表现为：皮肤弹性低，粗糙度高，黑头和毛孔粗大；皮肤黑色素含量和光泽较高，皮肤变黑变黄，皮脂分泌最少。

# 性别：雌雄激素对肌肤产生的影响

性激素一共包括三种，即雄激素、雌激素和孕激素。在三种性激素中，人们一般都最关心雌激素，对女性肌肤的影响也是最大的。

### 1. 雌激素

雌激素可以增加皮肤中的胶原蛋白量，尤其是三型胶原蛋白；可以增加皮肤的含水量，也就是增强保湿能力；可以促进皮肤新陈代谢和血液循环，抗衰老，改善皱纹情况。此外，还能在一定程度上抑制皮脂腺分泌，缩小毛孔。

举个简单的例子。在你家门口，过去有一条羊肠小道，一次只能通过两辆车，路被拓宽后，一次就可以同时过八辆车，皮肤的黑色素通路同样如此。本来可以通过两个黑色素，后来在雌激素的作用下被激活，居然能通过 8 个黑色素，如此就容易变黑了。

### 2. 雄激素

雄激素是一组与男性特征和繁殖行为相关的激素，因此，雄激素也被称作"男性激素"。但实际上，男性和女性都可产生雄激素，只是量不同罢了。

在女性体内，雄激素的一大作用就是，被转化为女性激素，即雌激素。

女性体内的雄激素由卵巢、肾上腺和脂肪细胞合成，不但在体内激素的反应中发挥重要作用，推动青春期的开始，促进阴部和腋部毛发的生长；还可以调节许多器官（包括生殖道、骨骼、肾脏、肝脏和肌肉）的功能。在成年女性中，雄激素是合成雌激素的重要"原料"，还可以防止骨质流失、保持性欲和性满足。女性雄激素分泌过多或过少，都会引发相关疾病。

男性体内的雄激素的主要由男性睾丸产生，是男孩成长为男人所需的关键激素，在男孩青春期发育过程中不可或缺。不仅如此，男性体内的雄激素水平还与性欲的形成和维持有着密切关系。

雄激素可以通过中枢神经系统调节性欲，在一定范围内，血清睾酮水平越高，性欲越强；反之，则会导致性欲降低，甚至进一步导致勃起功能障碍。此外，雄激素还能刺激真皮细胞和血管内皮细胞增生，调节神经组织，刺激胡须、腋毛、阴毛等生长，促进皮脂腺的分泌。雄激素缺乏，不仅会导致男性发育延迟、性欲下降、勃起功能障碍、不育，还可能导致贫血、肥胖、肌肉量减少、精力下降和骨质疏松等情况。

### 3. 孕激素

孕激素就是指孕酮，也被大家称为黄体酮。孕激素是女性未孕时女性卵巢分泌的一种激素，在女性受孕后则是由胚胎合体滋养细胞层分泌的，可以对子宫内膜起作用。

雌激素和孕激素共同作用，子宫内膜就会发生周期性变化，具体来说，雌激素可以使子宫内膜不断生长、变厚，孕激素则可以使增厚的子宫内膜由增殖期转化为分泌期,进一步促进女性月经的来潮。此外,孕酮还会对孕期女性的胎儿发育起到保护作用,防止子宫收缩,有利于子宫稳定以及胎儿的安全发育。

### 4. 性激素失衡的危害

性激素一旦失衡,就会造成以下危害。

(1)容易长痘。雌激素水平处于低位,相对来说雄激素的含量显得更高,如果雄激素水平比较高,这种情况就会更明显。这时候,如果清洁不到位、毛孔堵塞、滋生细菌,就会长成痘痘。雄激素会影响油脂分泌,而下巴是雄激素受体(AR)的敏感区域,更容易受到影响。

(2)皮肤变干或变油。这种情况的出现可能和雄性激素的占比有关。当雌激素和孕激素的水平降到很低的时候(比如女性的黄体期和生理期),雄性激素的作用就会凸显出来。正如前面提到的,雌激素可以让皮肤保湿,雄激素可以促进皮脂分泌,性激素失衡的具体表现就是让皮肤变油或变干。在正常护肤的情况下,如果使用之前的护肤品,皮肤很不错,这次却出现了这种情况,很可能就是性激素失衡了。

(3)皮肤变得敏感。研究发现,性激素失衡会导致皮肤敏感。在 Tove Agner 的一项研究中,雄激素水平明显比雌激素水平时受试者对 SLS 的刺激性反应要强烈很多。研究还表明,这跟皮肤的表皮水分流失(TEWL)情况有关,在性激素失衡的情况下,皮肤水分流失率也更高。皮肤屏障状态异常,皮肤相对敏感,也是性激素失衡对于皮肤的影响。一旦性激素水平出问题,皮肤就容易出现敏感的症状。

（4）皮肤变黑甚至长斑。雌激素，不仅会让黑色素相关的通路更活跃，还会加速色素沉淀。例如，常见的黄褐斑一般都是棕色或灰褐色的不规则团块，出现在脸颊、鼻子和嘴唇上。其实，黄褐斑出现的主要诱因就是激素，比如：雌激素、孕激素和促黑激素等。激素水平高的人，在紫外线的作用下，会产生大量的黑色素，形成黄褐斑。因为激素会参与身体的各种代谢，一旦引起激素水平变化，就会产生黄褐斑。

# 荷尔蒙：内分泌失调会导致肌肤敏感

荷尔蒙是人体腺体中分泌的一种活性物质，是人体中调节内分泌系统激素平衡的总称，主要包括生长激素、褪黑素、甲状腺素、肾上腺素、孕激素、雌激素、雄激素、胰岛素等，可以通过调节各种组织细胞的代谢活动来影响人体的生理活动。

## 1.荷尔蒙的作用

荷尔蒙掌控着人类的生长、发育、衰老、疾病和死亡，一旦激素在腺体内停止分泌，生命就会中止，所以我们常说"没有荷尔蒙就没有生命！"荷尔蒙对机体的生理过程具有调节作用，尤其是能够刺激男性的雄性激素，促进骨骼的发育，提高视力和听力水平。此外，荷尔蒙还能分化内分泌细胞，提高内分泌腺和内分泌细胞，人体内有大量的高效生物活性物质，生理过程就能正常运转。

2.荷尔蒙缺失的危害

荷尔蒙一旦缺失，会给人体带来以下危害。

（1）造成自主神经功能紊乱。人体植物神经出现功能紊乱，就会引发失眠、盗汗、潮热，心悸头痛、情绪易怒、焦躁，表现为情绪、记忆及认知功能症状。

（2）出现肌肤问题。女人皮肤干燥、缺水，很可能会出现斑点、暗黄、皱纹等各肌肤问题。

（3）引发胸部疾病。胸部是女性的第二性器官，荷尔蒙缺失，胸部就会出现小叶增生、乳房肿块、胸部下垂等情况，降低身体免疫力，严重者还会导致囊肿、乳腺癌、淋巴癌等问题。

（4）身体变得"肥胖"。研究表明，荷尔蒙会在人体内参与糖、脂肪的代谢。荷尔蒙分泌减少，糖和脂肪的代谢或分布也会发生明显的变化。

（5）骨质变得疏松。骨质疏松症的主要原因是缺钙，而荷尔蒙可以保持骨中钙的含量，保持骨的坚硬度。

（6）引发心脑血管疾病。更年期后，女性荷尔蒙大幅减少，一旦心脏血管缺乏缓冲适应力，心脏血管病的发生率就会大幅增加。

（7）影响夫妻生活。荷尔蒙分泌的减少，会让阴道和尿道变细，增加性交的疼痛感，影响到夫妻感情。

（8）妨碍女性健康。荷尔蒙缺失，月经异常，女人健康就会亮红灯。

（9）逐渐衰老。荷尔蒙下降，女性就会逐渐衰老：容颜衰老、女性特征退化、身心衰老、更年期等。

（10）肿瘤发生的前兆。更年期是女性最容易患上肿瘤，以及子宫内膜癌、宫颈癌、乳腺癌和卵巢癌等病症。

2. 导致荷尔蒙流失的因素

导致荷尔蒙流失的因素主要有以下几点。

（1）生理。人体的内分泌腺激素会调节机体的新陈代谢、维持正常的生长发育和内环境的相对稳定，保持正常的生理平衡，但随着年龄的增长，机体各组织器官的机能就会逐渐衰退，导致人体荷尔蒙水平下降。

（2）营养。人体要想维持正常的生理功能，就要有足够的、适当的营养，营养摄取不足，各组织器官的机能就会下降，内分泌腺也不例外。

（3）情绪。过重的心理负担及各种不良情绪。比如：紧张、惊恐、急躁、易怒、悲伤等，长期刺激人体大脑中枢神经，致中枢神经一旦失控，就会导致内分泌系统功能紊乱。

（4）环境。环境污染严重，女性内分泌就会失调。空气中的一些化学物质都是污染源，比如：邻苯二甲酸酯（常来源于塑胶地板、发胶、保鲜膜、指甲油等）、苯甲酸酯（常来源于化妆品、清洁剂、食品添加剂等）、酚类（常来源于塑料水壶、漱口水、婴儿奶瓶、空气芳香剂等）等。

（5）食物和药物的影响。食物中的各种重金属、化肥、农药、激素、添加剂以及滥用抗生素、激素类药物都会让人体内分泌系统功能出现紊乱。

3. 荷尔蒙与内分泌失调

健康的人体，由内分泌系统的各种激素（荷尔蒙）和神经系统一起调节人体的代谢和生理功能，前面提到的性激素，也是荷尔蒙的一种。

在人体的代谢过程中，内分泌系统会参与其中，影响到生长发育、生殖衰老等生理活动和生命现象，协同各种酵素（生化酶），让人体内环境保持相对稳定，适应复杂多变的体内外变化。一旦人体内分泌系统出现紊乱，就会出现各种体征，尤其是女性，症状往往更加明显，这就是所谓的"内分泌失调"。

内分泌失调是阴虚的表现，一旦淤血滞留在体内，脉络受阻、外毒入侵人体、产后恶露不下，就可能引致气血淤滞。那么，内分泌失调对皮肤的影响有哪些呢？

（1）内分泌对皮肤影响。一般来说，女性内分泌失调会对皮肤造成三大影响，分别是毛孔粗大、长痘痘和长色斑。

表 2-1 女性内分泌失调对皮肤造成的影响

| 影响 | 说明 |
| --- | --- |
| 毛孔粗大 | 内分泌失调，面部毛孔就会变得粗大，皮肤就会变得比较粗糙。而导致毛孔粗大的原因就是雌激素分泌量的减少，雄激素分泌量的增加。因为只有维持正常的雌激素水平，皮肤才能细嫩光滑，一旦雄激素超过了雌激素，女性的皮肤就会偏向男性化，毛孔就会变得比较粗大。 |
| 长痘 | 内分泌失调的女性，雄激素偏高，面部很容易长痘。面部长有痘痘的女性，雄激素一般都有偏高的倾向。脸上长了痘痘，千万不要用手去挤，否则容易感染皮肤，引发炎症。 |
| 长色斑 | 内分泌失调的女性容易出现色素沉淀，在脸上出现色斑，最常见的就是黄褐斑，如果平时脸上不长斑，突然出现了色斑，就可能与内分泌失调有关。 |

（2）远离内分泌失调的有效方法。内分泌失调，不仅会让女人出现便秘、痤疮、色斑等问题，还会导致一系列的妇科疾病，要想平衡内分泌，首先就要让气血保持通畅，使精血滋养全身，再由内而外全面调理。同时，还要做到以下几点。

①不熬夜。熬夜，会让我们睡眠不足，睡眠不足则会导致身体新陈代

谢失调，损害身体健康，因此要尽量规范作息时间，养成习惯的生物钟，让机体保持正常健康运作。

②多运动。运动不仅可强身健体，还能消除紧张情绪，改善神经系统的调节功能，平衡内分泌系统，消除导致内分泌失调的诱因；同时，还能加速身体新陈代谢，起到养生保健的作用。因此，平时要多运动。

③营养均衡。随着生活节奏的逐渐加快，很多人顾不上做饭，就会吃快餐。但快餐不仅不营养，还含有较高的脂肪含量，会刺激雌激素分泌过剩，并诱发女性乳癌。

④泡澡。泡澡不仅可以加速身体血液循环，帮助消化身体能量，还能起到排毒养颜的作用；此外，还能缓解精神压力，改善失眠，效预防内分泌失调。

⑤按摩。按摩不仅有助于保健养生，还能使身体血液循环顺畅，促进新陈代谢，排除体内毒素。因此，要想美容驻颜，每天只要有时间就多按摩。

# 营养：健康肌肤是从食物和水分摄取开始

营养可以从食物中摄取，养成良好的饮食习惯，不仅有益于皮肤，更能维护生命的健康；不仅可以治疗疾病，还能美化皮肤、帮助消化等，因此，想要维持身体和皮肤的健康，增进个人的整体美，摄取营养不可少。

　　有益健康的正确饮食习惯是均衡的、定时的、定量的，营养过剩或营养不足都会影响皮肤的新陈代谢，对皮肤造成不良反应，只有注重保养皮肤和摄取营养，才能拥有健康、有光泽的肌肤。

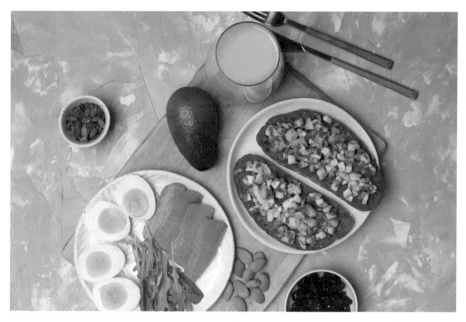

　　这里，我们对身体所需要的营养要素，逐一说明。

　　第一要素：蛋白质

　　食物比例理想的是碳水化合物 55%~65%，脂肪 25%~35%，蛋白质 10%~15%，虽然蛋白所占比例最小，却是最重要的，因为它是生命成长和修复不可或缺的要素。

　　在人体成长中，所需的蛋白质最多，例如：儿童生长期、青春期、受孕期及成年期的早期都需要。而在身体功能所需的 22 种氨基酸中，有 8 种是身体无法制造的，而含蛋白质的食物都含有这 8 种氨基酸。比如，蛋可以几乎提供完全的氨基酸平衡，其次是鱼、肉类，以及乳酪、牛奶、谷粒、豆类等。因此，为了吸收足够的蛋白质，平时要吃不同种类的食物，不能只吃肉类。

第二要素：脂肪

脂肪是人体能量的最主要来源之一，有益于牙齿、骨骼及脑的健康功能，也是脂溶性维生素 A、维生素 D、维生素 E 的自然来源，还能使食物变得美味可口。但食用过量，会让血液中的胆固醇过高，引发心脏方面的疾病，以及变得肥胖。

蛋、乳油、牛奶和肉等虽然是能量的最佳来源，但为了预防脂肪过量，平时要这样搭配餐食：多吃鱼和鸡，选择瘦肉；多采用蒸、煮等方式，少使用炸、炒、烤等方式；每周吃 7 个鸡蛋，如果身体有问题，每星期不超过 3 个；适当摄取牛奶和奶油，既可以用脱脂牛奶代替，也能用不饱和脂肪（葵花油、大豆油、玉米油、鸡油、鱼油等）来代替饱和脂肪（动物性的固态脂肪、可可油、椰子油）。

第三要素：蔬菜水果

在水果和蔬菜中，含有高量的碳水化合物（淀粉、自然糖分或果糖）、丰富的维生素、矿物质、少量的蛋白质和脂肪。水果和蔬菜越新鲜，含有的维生素和矿物质的营养价值越高，过度烹调，会破坏其中的营养成分，尤其是钾。

因此，想要吸收蔬果的营养，就要注意下列几点：可擦拭后直接吃的尽量不要削皮，因为多数养分都集中在蔬果皮上；尽量不要用手剥成大块或切成大片，更要少用钢制刀具切碎蔬果，否则很容易流失掉养分；食用多少就准备多少，如果不食用，就尽量保持完整，不要浸泡在水中，最好放在冰箱内；不要在绿色蔬菜上加苏打，不要使用铜铁制锅具，否则会减少维生素 C；烹煮的水不要倒掉，可用来煮汤，或作汁；处理过的蔬菜要立即食用，不要在炉上搁置，不要再加热。

第四要素：谷类

谷类的天然状态分为胚芽、淀粉质和麸（外壳）三部分。胚芽和麸最有营养，富含维生素 B、矿物质和纤维素，在碾米和精选的过程中却被除掉，是非常可惜的。因此，最好用全谷粒的形式来代替精制的米、麦食品。每天吃两片全麦面包，不仅能提供主要的碳水化合物，还能预防便秘，非常有营养。

第五要素：纤维素

纤维素是食物外层不能消化的碳水化合物，一般都集中在蔬果的外皮、谷粒和外层，能使食物变得柔软、易于吸收，避免便秘、痔疮、盲肠炎、肥胖、癌症、心脏冠状动脉等疾病。不经处理的麸和糠，是目前最高含量的纤维素食品，可以有效解决便秘问题。

第六要素：糖分

糖分在身体内的新陈代谢，由胰脏和肾上腺来负责调整，适量的糖分可作为能量，但过多的糖分却会加重胰脏的负担（糖尿病病因），引发肥胖、蛀牙、糖尿病、肾脏和心脏冠状动脉等疾病，因此要尽量减少食用。日常生活中，可以用水果、蔬菜所含的天然果糖或蜂蜜、生甘蔗糖来代替精制和糖，缓慢地进行新陈代谢，提供更实体的能源形式。

第七要素：水分

水分能保持身体细胞内外的流动平衡，每天经由排汗和排尿所流失的水分，需要依赖喝水来补充，但不能喝太多的咖啡、茶水、可乐、酒、饮料等。

咖啡、茶、可乐等中含有咖啡因，会阻碍维生素和矿物质的吸收和消化，例如，铁质的吸收，对皮肤有不良作用，还容易影响睡眠。

饮用适量的酒，确实能使人放松下来，并促进消化，但过度饮酒，会严重破坏身体的健康。

市场上售卖的饮料，多数都含有糖精和磷酸物，会阻碍身体健康所需养分的吸收，因此最好自己动手做蜂蜜汁和新鲜的水果汁，或饮用矿泉水。

第八要素：均衡

营养学家通常都主张早餐丰富、中餐适量、晚餐少量。因为，只有这样搭配，才能保证白天所需的蛋白质和能量，晚上也就不用吃太多无法消化吸收的食物了。实验证明，身体的新陈代谢和消化能力会随着一天时间的逐渐降低，因此，吃早餐比吃晚餐更有好处。

但现实中，多数人都是根据饥饿的感觉来决定的吃什么，不过，不管怎样，正确的饮食习惯是一日三餐。同时，要想得到主要的营养来源，均衡摄取食物的营养，最好在下午2点之前摄取蛋白质，越到晚上摄取量越少。在一天当中，必须要花30分钟放松心情，愉快地进餐，总是处于紧张、不安的状态，会影响胃口和消化，也会影响吸收营养的能力。

第九要素：维生素和矿物质

维生素是维持神经、肌肉和脑部功能的重要因素，也是食物吸收及转换为能量的重要组成部分；矿物质是健康的重要因素，一般出现在土壤中，人体无法自行制造，必须经由饮食中摄取。缺乏维生素和矿物质，容易出现下列症状：头皮屑多，皮肤干燥粗糙，牙床牙龈流血，蛀牙、疲劳、易怒，减弱对疾病的抵抗力……因此，要摄入足够的维生素和矿物质。

# 护肤：化妆品等使用不当伤害肌肤

在日常生活中，使用不良或劣质化妆品，容易引发皮肤和附属器的不良反应，比如：瘙痒或刺痛、皮肤红斑、丘疹、脱屑、黏膜干燥、色素沉着、毛发及甲损害等。

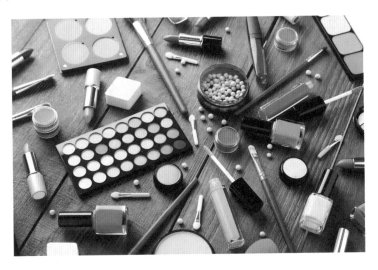

之所以会发生不良反应，主要原因有：一是化妆品质量不过关，使用或选择不当，含有重金属、防腐剂、荧光剂、香精色素、激素药物或杂质，出现微生物污染情况、化学原料的毒性刺激、药物的毒副作用。二是，使用者个体素质敏感，轻者只有自觉症状而无明显的皮损，严重者会出现明显的皮肤损害，引发各种化妆品皮肤病。

《化妆品皮肤病诊断标准及处理原则》等七项系列国家标准规范(GB17149.1–17149.7–1997) 显示，化妆品不良反应可分为：化妆品接触性皮炎、化妆品光感性皮炎、化妆品皮肤色素异常、化妆品毛发损害、化妆品痤疮、化妆品甲损害，简单介绍如下。

1. 化妆品接触性皮炎

在化妆品皮肤病中，这种炎症最常见，约占化妆品不良反应的70%以上，包括化妆品引起的刺激性或变应性接触性皮炎。

（1）刺激性皮炎。在使用化妆品的部位，出现皮疹，会有疼痛感或烧灼感。一般为干燥性红斑或细屑，也可能发生水疱或渗液。如果使用劣质化妆品，初次使用，就会立刻发生。

（2）变应性接触性皮炎（化妆品过敏）。有些人对化妆品中某一成分过敏，就会引发这种病症。在出现反应以前，会经历一段潜伏期（几天或几年），主要表现为：红斑、丘疹、水疱、渗液、结痂、伴瘙痒。常见的致敏源有：香料、防腐剂、乳化剂、抗氧化剂、防晒剂、染料、色素等。

2. 化妆品光感性皮炎

化妆品中某些成分和光线共同作用，可能会引起光毒性或光变应性皮炎。比如，使用化妆品后的部位，停用化妆品后，出现了皮疹，再次接触光敏物质后，就可能发病。形态多样，如：红斑、丘疹和小水疱，有瘙痒感，有些人的局部皮肤则会出现浸润、增厚、苔藓样等变化。这些问题可能源于防腐剂、染料、香料、色素、防晒剂和唇膏中的荧光物质等。

### 3. 化妆品皮肤色素异常

接触化妆品后，相关部位发生慢性色素异常变异、化妆品接触性皮炎，以及光感性皮炎消退后遗留的皮肤色素沉着或色素脱落。发生这种不良反应的人，一般都有明确的化妆品接触史。此类皮肤色素异常一般都源于化妆品中所含的不纯石油分馏产品、色素成分、某些染料和有光感性的香料等。

### 4. 化妆品痤疮

接触一定时间化妆品后，局部有可能会发生痤疮样皮损。主要原因是，化妆品对毛囊口的机械堵塞，引发毛囊炎症、皮肤痤疮毛囊炎性改变等。此类不良反应约占化妆品不良反应的 3%~10%，表现为：黑头粉刺、炎性丘疹及脓疱等，停用可疑化妆品后，可以明显改善或消退。

### 5. 化妆品甲损害

化妆品甲损害是指长期使用甲化妆品，引起指甲本身的损害，比如：指甲失去光泽、变脆，以及指甲周围皮肤损伤及炎症，如指甲周围皮肤红肿、化脓、疼痛。

之所以会出现这种情状，是因为指甲的相关化妆品中含有各种有机物，具有一定的毒性，会刺激指甲和皮肤，可以引起化妆品甲损害，比如：

指甲油中含有的甲苯，洗甲水中含有的丙酮。此外，个人使用化妆品频率高、使用量大也会引起化妆品甲损害。

我们应根据自己的皮肤类型来选择产品，比如：使用无添加的植物产品，避免长期化妆品防腐剂和化学成分对皮肤细胞的侵蚀。

❦

# 其他：压力、负面情绪、吸烟等会对肌肤造成负面影响

除了前面介绍的，压力、负面情绪、吸烟等也会对肌肤造成负面影响。

## 1. 压力会影响皮肤

皮肤是人体最大的器官，具有屏障和免疫功能，可以维持外部环境和内部组织之间的稳态。它既是直接的压力感知器，也是压力反应的目标，很容易受到压力的影响。长期生活压力大，皮肤状态就会变差，继而出现各类皮肤问题。面对皮肤给我们发出的危险信号，千万不要忽视。

（1）加速皮肤衰老。长期遭遇精神压力，身体内就会产生有害的活性氧簇，让细胞遭受破坏。正常情况下，人体会通过氧化还原反应去除这些有害因子，并产生各种酶来修补损伤，压力过大，身体细胞过分疲劳而不能修复，就会出现各种衰老的征象，最先是皮肤干燥，然后是出油过多、面色不好、长色斑、指甲头发失去光泽、白头发越来越多。

（2）让皮肤变得更敏感。皮肤是人体的第一道防线，精神压力太大，皮肤的屏障功能就会受损。一旦遭受外界刺激，皮肤就会出现发红、脱皮、瘙痒、刺痛等不舒服的感觉，让皮肤变得敏感；精神紧张、睡眠不足时，这种情况还会加重，如果不及时休整，就可能出现玫瑰痤疮、皮炎、湿疹等皮肤问题。

（3）容易长斑或长痘。现代人生活节奏很快，饮食不规律，致使身体处于亚健康状态。如果平时总是精神紧张、睡眠不好、情绪不稳定、压力过大等，就会出现内分泌紊乱，导致激素水平失调，脸上出现痘痘或斑点。尤其是35岁以后，如果出现了迟发性痤疮，多数都与身体状况关系密切，因此要想提高改善效果，就要审视身体状态，正确面对压力，放慢生活脚步，然后再配合药物治疗。

（4）头发会变白或掉落。头发生长是有周期的，一根头发生长几年后会进入休止期，然后脱落。正常情况下，多数头发都处于生长期，处于休止期要脱落的头发很少，而且不同步，因此很多人都觉得头发似乎一直在生长，每天掉落的头发很少。但如果压力过大，生长期的毛囊扛不住压力，就容易提前罢工，让大量的头发同时进入休止期，一起脱落，造成大量掉发。为了缓解这种状况，就要好好休息。

心理压力是生活中的"无声杀手"，如果不知道自己所承受的心理压力达到的程度，就可以看看自己的皮肤。压力太大，人体的免疫力就会降低，出现很多与免疫相关的疾病，如白癜风、银屑病、皮炎、湿疹等。这些病都比较难根治，精神紧张时还会出现病情反复或加重病情。

2. 压力影响健康

除了两性健康外，压力会从各个方面影响我们的身体健康。

（1）皮肤系统。压力太大，容易导致脱发，并诱发湿疹、银屑病等皮肤病变。

（2）消化系统。压力太大，容易引发口腔、胃、十二指肠溃疡、溃疡性结肠炎、肠易激惹综合征等消化系统疾病。

（3）神经系统。不能很好地缓解压力，可能触发心理和情绪问题，出现失眠、焦虑、抑郁等问题。

（4）循环系统。长期遭受压力，劳累过度，可能诱发高血压、心脑血管疾病，严重者还可能导致猝死等。

3. 吸烟并不是缓解压力的好方法

有些人为了纾解压力，会吸烟，但吸烟不仅会给身体内部器官带来伤害，而且烟雾中的有害物质也会对皮肤产生影响。经常吸烟的人不仅会看上去显得老一些，还可能引起相关的皮肤疾病。

（1）吸烟容易产生皱纹。在吸烟过程中，会产生大量的烟雾，皮肤直接暴露在空气中，在烟雾中尼古丁的作用下，皮肤血管就会收缩，降低皮肤角质层的含水量，使皮肤变得干燥紧绷，产生皱纹。此外，吸烟时，面部肌肉会做吸抽等固定动作，容易在眼角、口周等部位形成皱纹。

（2）吸烟容易使肤色变得枯黄。长期吸烟的人，肤色一般都暗淡枯黄、缺少光泽。因为这类人群的体内积聚了大量的尼古丁等有害物质，对肝脏造成较大的负担，使皮肤变黄，没有光泽。有些人还可能因为机体代谢紊乱而出现脸上长斑等问题。

（3）吸烟会加速皮肤老化。吸烟时产生的烟圈对皮肤有炙烤效应，类似于晒太阳和紫外线辐射，会破坏皮肤原有的胶原纤维，因此经常吸烟的人，毛孔一般都比较粗大，皮肤松弛下垂。此外，烟雾中的有害物质还会导致皮肤循环不良，干扰胶原纤维的合成，使皮肤缺乏弹性、布满皱纹。

（4）吸烟容易滋生痘痘。吸烟会使皮肤角质层含水量降低，反馈性引起皮肤油脂分泌，清理不及时，堆积大量油脂，容易引起毛囊皮脂腺导管堵塞，从而增加长痘痘的可能性。

（6）吸烟容易患皮肤炎症。烟雾中含有丙酮等有害物质，残留在皮肤表面会溶解皮脂，对皮肤屏障产生破坏作用，降低皮肤的免疫力，引起皮肤炎症和过敏，经常吸烟的人，皮肤容易患上炎症。对于已患有皮肤病的人，吸烟还可能引起内分泌紊乱，加重已有的皮肤疾病。

因此，想要拥有健康美丽的皮肤，及早戒烟是个不错的选择。

# 紫外线：岁月的锋利"刀刃"

炎炎夏日，爱美的女孩最担心的就是晒太阳，很多女孩甚至谈紫外线色变，一想到紫外线就是会晒黑变老。

紫外线对于人体而言，有好有坏。阳光中的紫外线能杀死或抑制皮肤表面的细菌，适量的紫外线照射，可以促进皮肤中的脱氢胆固醇转化为维生素 D3，增强交感神经 - 肾上腺系统的兴奋性和应激能力，增强人体免疫力，促进体内某些激素的分泌，有利于人体的生长发育。但紫外线对人体也有一定的伤害。虽然紫外线辐射量占太阳全波段辐射总量的比例很小，但其光量子能量较高，过多地接触紫外线辐射，会引起皮肤晒伤、晒黑、皮肤光敏反应、皮肤光老化甚至皮肤癌等问题。

## 1. 不同紫外线的危害

紫外线是地球上太阳发出的一种电磁波辐射，其波长比可见光短，但比 x 射线长。根据紫外线波长的不同，可将紫外线分为长波紫外线（UV-A）、中波紫外线（UV-B）和短波紫外线（UV-C）三类。

（1）UV-A 的危害。UV-A 是导致皮肤衰老的主要因素，是直接照射皮肤的紫外线。UV-A 紫外线能够深入皮肤基底层，引起弹性纤维和胶原蛋白的破坏，导致皮肤细胞老化，出现色斑、皱纹等现象。此外，UV-A 还能够抑制皮肤免疫功能，降低皮肤抵抗能力，更容易被外界伤害侵害。

（2）UV-B 的危害。UV-B 是影响皮肤表层的紫外线、皮肤瘢痕的罪魁祸首，能够导致皮肤色素沉积、晒伤和皮肤癌。UV-B 可以破坏皮肤 DNA，引起皮肤细胞死亡；在短时间内，UV-B 会导致皮肤受损，出现红肿、皮疹和皮肤起泡等问题；受 UV-B 照射，皮肤会失去弹性，发黑，产生高密度的斑点，出现皱纹、瘢痕和肌肤松弛等问题。

（3）UV-C 的危害。UV-C 是最强的一种紫外线，但因地球大气层的吸收作用，无法到达地球表面。因此，对人体皮肤的危害非常有限。

2.紫外线对肌肤健康的危害

紫外线对肌肤健康的危害主要有以下方面。

（1）皮肤晒出红斑。日晒红斑 (erythema) 即日晒伤 (sunburn)，主要是由 UV-B 所引起。红斑的产生一般都伴随着分子和细胞的生物学改变，包括皮肤表皮层出现日晒伤细胞 (sunburn cell) 和真皮层炎症细胞的浸润。日晒红斑与细胞凋亡关系密切，凋亡的角质形成细胞，就是日晒伤细胞，日晒伤细胞的形成是防止上皮细胞恶变的防御机制。

（2）皮肤晒黑。遭受紫外线照射，表皮内色素就会增加，有些皮肤甚至会直接出现黑化或色素沉着，是人类皮肤对紫外辐射的另一种肉眼可见的反应。皮肤接受适量阳光照射后，表皮内黑色素再分布，有利于阻止紫外线进入皮肤深层，对皮肤有一定的保护作用。而大量接触太阳辐射，却会使皮肤产生色素过度沉着，危害人体健康。

（3）皮肤光敏反应。人体接触或服用药物等化学物质后，接受光照，容易引发皮肤光敏反应。引起皮肤光敏反应的物质有：药物，以及某些植物、防晒剂、农业杀虫剂等。皮肤光敏反应一般都出现在人体暴露最多的部位，其作用光谱包括 UV-A、UV-B 和可见光波段，UV-A 起主要作用，表现形式为皮肤光毒反应和皮肤光变态反应。

（4）皮肤光老化。皮肤衰老通常分为内在性衰老（自然衰老）和外源性老化，暴露皮肤的老化多数都是由紫外线的光老化作用引起的。近年很多研究表明，UV-A 与皮肤光老化关系密切，UV-A 还可扩大或协同 UV-B 的光老化作用。UV-R 可使皮肤组织胶原纤维减少、异常弹性纤维沉积、基质消失，代之以杂乱的微丝，出现皱纹、松弛及其他老化等症状。UV-R 可以引起皮肤细胞水平的一系列变化，包括表皮角质形成细胞增生、减少朗格汉斯细胞、浸润炎症细胞、激活角质细胞表皮生长因子受体等。

（5）免疫功能异常。皮肤受到紫外线照射后，不但可以让皮肤照射部位发生皮肤光变态反应，还会让局部皮肤和全身免疫系统出现功能异常。光线引起的免疫改变，涉及免疫活性细胞、细胞因子、补体，以及这些物质之间的相互作用，多种光线性疾病、光加剧皮肤病等都跟它有关。

（6）光致癌。UV-B 照射，会导致细胞核碱基结构改变；UV-A 会诱导细胞产生活性氧簇，让细胞膜结构出现异常；DNA 变性，会破坏脂质和蛋白质，引发光线性角化病、基底细胞癌、鳞状细胞癌、恶性黑素瘤等。

（7）使皮肤毛孔粗大。皮肤经过紫外线的长期照射，皮肤弹力就会受损，皮肤变得松弛，失去张力，毛孔被纵向拉长，形成水滴状，特别是鼻翼两侧和苹果肌区域。

（8）使皮肤变得松弛。90% 以上的人群皮肤松弛都是由于长期不防晒引起的，这是因为长期紫外线的光照，会在体内形成大量的自由基，使皮肤过度氧化，失去弹性。

### 3.怎样做好防晒

重要的事情说三遍，防晒霜一定要涂，一定要涂，一定要涂！即使不晒太阳，用电脑也会有辐射。

（1）注意防晒霜的 SPF 值。SPF 是防晒系数，又叫防晒指数，SPF 值越高，防护时效越长。没有任何防备地站在阳光下暴晒，普通人只要 15

分钟，皮肤就会出现红斑；如果选择的是 SPF20 防晒霜，在日晒下的安全时间就是 15×20=300 分钟。因此，选择防晒霜，就要注意其 SPF 值。一般夏天的早晚、阴雨天，SPF 指数低于 8 的产品即可；中等强度阳光照射下，指数达 8~15 较好；在强烈阳光直射下，指数应大于 15。

（2）远离强紫外线。正午时分，要远离太阳的直晒。因为，每天早上 10 点到下午 2 点，太阳发出的紫外线被大气层过滤掉的比率最小，紫外线的强度。因此，如果要进行户外活动，最好避开这段时间。

（3）正确使用防晒霜。比如：出门前十分钟涂抹防晒霜，并达到每平方厘米 2 毫克的涂抹量，才容易取得最好的效果；使用防晒霜前要先清洁皮肤，如果是干性肌肤，可以适当抹一点润肤液；涂防晒霜时，不要忽略了脖子、下巴、耳朵等部位；在阳光猛、暴晒时间长的日子里，要每隔两个小时补擦一次防晒霜；已经做好了防晒措施，但阳光很强烈，晚上最好使用晒后护理品。

（4）注意日常穿戴。比如：外出时要穿可以防御紫外线的衣物，最好穿浅色的棉、麻质的服装；不管是哪种质地，只要纱织细密，达到一定厚度，就可以遮挡紫外线；选择宽檐帽，不仅可以保护面部，还能将耳朵和后面的脖子部位遮蔽；如果要选择一款具有能防紫外线功能的墨镜，最好用中性玻璃、灰色镜片，过深的镜片反而容易让眼睛接受更多的紫外线。

# 有害微粒：雾霾、PM2.5等空气污染加速肌肤老化

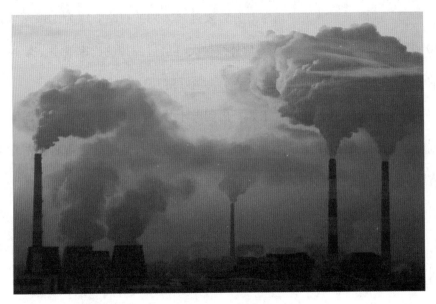

1.沙尘和雾霾对皮肤的伤害

沙尘和雾霾对皮肤的伤害如下。

（1）肤色暗淡，毛孔堵塞。大气污染物中含有二氧化硫、氮氧化物等酸性物质，一旦附着在皮肤上，就会产生很多潜在的刺激和伤害，使肌肤变得暗淡无光。遇到沙尘暴天气时，空气中的环境污染物、尘埃等飘浮颗粒就会直接堵塞我们的毛孔，阻碍肌肤正常排毒和呼吸，使毛孔变得越来越粗大，继而出现黑头和痘痘。

（2）诱发干燥，皮肤过敏。雾霾中的灰尘很容易成为一些过敏原的载

体，比如，空气污染物（包括细金属镍或吸附它们的黄沙）黏附在皮肤上，会引发金属过敏。肌肤长时间暴露在雾霾空气中，容易出现干燥、起皮和缺水的情况；沙尘暴来袭时，夹杂着黄沙的大风吹过我们，皮肤就会变得像龟裂的大地一样。

（3）加速皮肤老化。雾霾中的颗粒和过氧化物会导致人体内的自由基增多，让皮肤细胞代谢失调，降低皮肤自身防御力，过度氧化，屏障受损，显出衰老之态。数据显示，在空气较污染的区域，皮肤油腻程度增加3倍，干燥度就会提高14%；维生素E流失91%，蛋白质过度氧化超过150%，角鲨烯就会下降45%。

（4）长出粉刺和小痘痘。皮肤长时间受外界气候的影响，接触外界刺激时就会出现痘痘，而雾霾中的灰尘和病菌也是导致脸上长粉刺和痘痘的原因之一。

### 2.PM2.5伤害肌肤

细颗粒物又称细粒、细颗粒、PM2.5，直径小，面积大，活性强，容易附带有毒或有害物质，例如，重金属、微生物等；同时，在大气中停留时间长、输送距离远，会影响人体健康。

皮肤是跟外界环境接触时间最长、暴露在空气中面积最大的器官，PM2.5进入皮肤毛孔后，会干扰皮肤的正常代谢，诱发毛孔堵塞、油脂分泌旺盛、毛囊发炎，促使肌肤出现粉刺、痘痘、黑头、皮炎、角质增厚、皮肤暗沉等问题。

（1）堵塞毛孔，导致粉刺和痘痘。毛孔的主要功能之一就是排泄皮脂腺分泌物，PM2.5由于体积小，很容侵袭到角质层，从而进入毛孔深处，黏附性很强。而这些小颗粒含有硫酸盐和硝酸盐等化学成分，再加上石油代谢物、粉层等复杂的颗粒物，通过毛孔进入皮肤后，长时间积累就会容易堵塞毛孔，影响皮肤的正常新陈代谢，诱发黑头、粉刺和痘痘的产生；长期毛孔堵塞，还会导致皮肤发炎，出现多种皮肤炎症。同时，阻碍水分和化妆品中的营养成分的吸收和利用，甚至帮助化妆品成分成为堵塞毛孔的帮凶。

（2）诱发光化学反应。空气中的PM2.5成分复杂，许多成分都容易造成光化学反应的光敏剂，例如，PM2.5中的硫酸盐，被日光照射后，容易形成气溶胶，改变皮肤表皮细胞结构。此外，硫酸盐还能与环境中的金属离子结合，形成金属硫酸离子，造成皮肤过敏。过敏概率可达到24%以上。

（3）出现多种皮肤疾病。皮肤是一种抵抗外界刺激屏障，非常脆弱，PM2.5颗粒物有很强的吸附性，吸附各种病原体金属、花粉等有害物质，就会对皮肤造成刺激，容易感染皮炎、湿疹和荨麻疹等皮肤疾病。

# 湿度、潮湿都会给肌肤带来消极影响

生活环境对身体健康有着非常重要的作用。人体要保持健康，不仅需要呼吸新鲜空气，还要保持环境的干燥舒适，长时间生活在潮湿的环境中，皮肤就可能发痒或感染，从而引发皮肤问题。

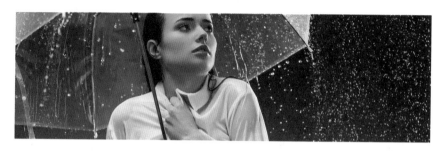

## 1. 汗疱症

长期处于潮湿的环境中，不仅会加重原有的皮肤病，还可能引发新的皮肤病。例如，夏季常见的汗疱症（手上起小水泡伴有不同程度瘙痒），在潮湿的环境中，容易发病和加剧。这是一种对称发生在手掌、脚底和手指、脚趾侧缘的水疱性皮肤病。典型特征是，皮肤深处出现小水疱，大小如米粒，略高出皮肤表面，手足会出汗多、脱皮，伴有不同程度的灼热和瘙痒。通常，每年都会定期反复发作。

## 2. 癣病

皮肤癣病是浅表皮肤的真菌感染，感染仅局限于皮肤的最外层，根据发病部位分为：体癣、股癣、手癣、足癣和甲癣等，往往都是通过直接接触（皮肤、毛发、患癣动物等）或间接接触（衣物、鞋袜、毛巾等）传染。

真菌喜好温暖和潮湿，手足癣等就是由真菌引起的皮肤病，常在温暖的潮湿季节发作和加重。

（1）体癣和股癣。体癣是一种癣菌感染，一般发生在头皮、毛发、手足和甲以外其他部位的皮肤；股癣则出现在腹股沟、会阴、肛周和臀部等皮肤，可通过直接或间接接触传染，也可通过自身手足癣、甲癣等蔓延。体癣和股癣都表现为圈状损害，边缘隆起，有瘙痒感。

（2）手癣和足癣。手癣一般出现在指间、手掌、掌侧皮肤；足癣就是大家所说的"脚气""香港脚"，主要出现在足趾间、足底、足跟、足侧缘。二者都是通过接触感染，用手搔抓患癣部位，或与患者共用鞋袜、手套、毛巾、脚盆等，就容易感染。

（3）甲癣。甲癣俗称"灰指甲"，表现形式多样且复杂，包括可用甲的增厚、破坏、变色等，但其他皮肤病也会出现类似的指（趾）甲表现，因此如果发现了指（趾）甲变化，需要到皮肤科请专业医师鉴别。

3. 银屑病

数据显示，在银屑病诱发因素中受潮占据首位，为 32.9%，比如：长期生活在潮湿阴暗的地方，就容易发病；洗澡或出汗后受风，也会发病。北方人患病率高，这与北方寒冷、日照时间短有一定的关系。

那么，环境因素的重大影响到底体现在什么方面？

（1）季节因素。多数银屑病患者在秋季季节病情容易复发或加重，夏季则会有所缓解或消退，但也有一些人会在夏季皮损加重。季节差异之所以能够影响银屑病的复发、加重与缓解，可能与不同季节的气候温度、湿度以及日光照射时间的多少有关。夏季，日照时间较长，人们外出活动量相对增多，活动量增多，皮肤受紫外线照射的时间随之变长。

（2）居住环境。长期生活在潮湿的环境中，皮肤的生理结构和渗透屏障自身稳定平衡就会发生改变，引起一些病理改变，更容易引发银屑病。例如：生活在南方的人比生活在北方的人发病率高，长期在潮湿环境中工作、长期进行水下工作的人发病率高些。

# 第三章
# 美丽肌肤的五个条件

# 充足饮水量，满足肌肤的水分要求

水分减少是皮肤老化的主要根源，皮肤细胞是否饱满丰润，肤质是否细滑柔嫩，肤色是否晶莹剔透，都取决于皮肤中水分含量的多少。皮肤的天然保湿因子、透明质酸受侵减少，真皮层含水量就会下降，不能有效控制水分的流失，皮肤就会出现干燥、皱纹、黯哑、松弛、老化等问题。

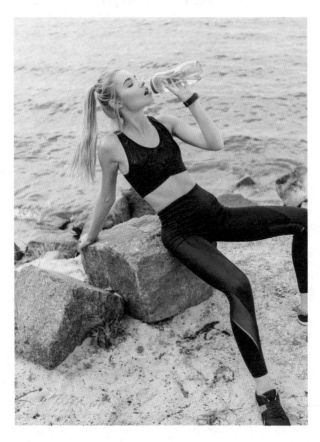

水是人体最重要的组成元素，只有体内水分充足，才能从根本上解决皮肤干燥的问题，千万不要等到感觉口渴了才想起喝水，等到那时候，身体已处于严重缺水的状态。

有了水的滋润和抚慰，任何肤质和肌肤问题都可以解决，实现完美蜕变。因此，买个水杯，养成喝水的习惯对保持身体水分十分重要。

1. 清晨补水要小心

为了使整个人看起来水润很多女孩起床后都会喝"晨起的第一杯水"，润肠通便，降低血液的黏度，保持好的精神状态。其实，早餐喝水并没有一成不变的标准，要因人而异，比如：瘦弱、皮肤白、体质寒凉的人，早上就不能饮用温度低于体温的水，可换成温热汤或粥；同样，也不能吃煲的浓汤、咸的馄饨汤，否则会加重身体的缺水状态。

2. 餐前补水最养胃

饭前补水具有开胃的效果，用汤菜调动食欲，能润滑食管，为进餐做准备。吃固体食物之前，先小饮半杯(约100毫升)常温的果汁或酸奶，或温热的冰糖菊花水或淡茶，或一小碗浓浓的开胃汤，都是不错的养胃方法。

3. 喝大量的"隐形水"

一天之内，我们从食物中获得的水分已经足够身体日常所需。因为食品中富含水分，比如大米，水分高达60%，而粥的含水比例则更高；此外，蔬菜水果的含水量一般都超过70%，一天只要食用500克果蔬，就能获得约300~400毫升的水分。再加上日常饮食讲究的是干稀搭配，因此，我们完全可以轻易地从三餐食物中获取1500~2000毫升的水分。可见，如果想取得最佳的补水效果，最好利用三餐吃饭的机会，选择果蔬和不咸的汤粥。

### 4. 吃些利水食品

西瓜、咖啡、茶等都是有利水成分的食物，可以促进肾脏排泄，将体内的代谢物排出体外，同时将体内的毒素通过肾脏排出。

粗粮、蔬菜水果中含有膳食纤维，能在肠道中与食物中的部分脂肪酸相结合，减少消化过程中人体对脂肪的吸收，减少脂肪堆积，达到人体水分平衡。

### 5. 运动后更要补水

运动后，体内水含量会大量流失，这时候就需要及时补水。不过，这时候喝水要坚持以下原则：不能等渴的时候才补水，因为感受到口渴时，失去的水分已达到体重的2%；锻炼之前、中、后都要补充水分，比如：锻炼前2小时先补充250~500毫升；运动时每15~20分钟补120~240毫升；运动后根据运动中体重的丢失量，每减1千克补1升。

# 改善肌肤肤质，使肌肤光滑细致

护肤的第一步就是认清自己的肤质，按照肤质选择产品。分不清或错误判断自己的肤质，只能选择不适合自己肤质的护肤品，导致肌肤问题频发。因此，正确认识自己的肤质，是护肤的第一步！

1. 了解自己的肤质

不同肤质有着不同的优点和缺点，具体测试方式也不同。

表 3-1　不同肤质的优缺点及测试方法

| 不同肤质 | 优点 | 缺点 | 测试方法 |
|---|---|---|---|
| 中性肤质 | 理想肌肤状态 | 不好好护肤，容易转化成干性或油性肌肤 | 洁面后不涂任何护肤品基本没有不适感，较长时间后可能会有轻微泛油或泛干。理想型皮肤角质层含水量正常（10%~20%）pH 为 4.5~6.5，皮脂分泌适中，皮肤不干燥不油腻，光滑细腻有弹性；对外界刺激适应性强。 |
| 干性肌肤 | 毛孔细腻 | 脱皮卡粉、易长斑、皱纹 | 洁面后不涂任何护肤品，脸会有紧绷感，一段时间后基本会起皮。角质层的水分含量低于 10%，pH>6.5，皮脂分泌少皮肤干燥脱屑无光泽，容易出现细小皱纹，色素沉着，对外界刺激敏感。 |
| 油性肌肤 | 抗老，皱纹少 | 痘痘、闭口、黑头、毛孔粗大 | 正常洁面后不涂任何护肤品，不干燥不紧绷，30 分钟后面部开始泛油光，鼻翼最明显。角质层含水量约为 20%，pH<4.5，皮脂分泌旺盛，皮肤表面油腻，有光泽，毛孔容易粗大，出现黑头和痘痘。 |
| 混合性肌肤 | 脸颊毛孔细腻 | T 区易毛孔粗大，长黑头闭口，U 区易起皮，长干纹 | 洁面后不涂任何护肤品，一段时间后额头鼻头逐渐泛油光，脸颊干燥。兼顾油性皮肤与干性皮肤的共同特性，表现为面 T 区部位有些油腻，毛孔粗大，脸颊表现为干性两颊缺水容易掉皮屑。 |
| 敏感性肌肤 | 易过敏，干燥起皮 | 换季易敏感泛红，肌肤耐受性差 | 敏感肌一般会和以上几种肤质搭配出现，比如：干性敏感、混干敏感等，判断方法主要是看平时皮肤问题和耐受状况。皮肤遇外界刺激后，会感觉皮肤灼热、刺痛、紧绷瘙痒，对外界刺激反应性强，普通化妆品耐受性差。 |

认准自己属于哪种肤，找到自己肤质的特点及要领，不要盲目跟风，尤其是问题肌肤更要选择适合自己肤质的产品，才能让护肤事半功倍。

2. 不同肤质的护肤要点

面对不同肤质，该如何做好护肤呢？要具体情况，分别对待。

（1）油性皮肤。洗脸时，彻底清洁面部，尽量选择氨基酸类温和的产品。选择护肤品时，选择一些含有植物发酵类成分的护肤品，可以改善皮肤微生态环境，减少油脂分泌。另外，含有维生素 B6、维生素 B3、薰衣草等成分的护肤品，也可以抑制油脂的分泌。日常饮食方面，可以多吃一些胶原蛋白含量高的食物，补充肌肤水分；另外，要少油、少辣、少糖，否则会加重皮肤油脂的分泌。

（2）干性皮肤。干性皮肤洗完脸后，要立刻涂上护肤品，帮助皮肤锁水。可以选择一些含有油性成分的护肤品，提升皮肤保水力；要避免含酒精、水杨酸等刺激成分的产品。此外，干性肌肤更容易被晒伤，要格外注意加强日常防晒护理。在日常饮食中，要多补充富含不饱和脂肪酸油脂类的食物，因为不饱和脂肪酸类油脂是人体无法自己生成的。

（3）敏感肌。敏感肌在护肤品的选择上要选择温和且兼顾修护能力的护肤产品，比如：含有 CB2-skin、生物发酵类成分，以及茶多酚、神经酰胺等，以及维生素 E、积雪草提取物、马齿苋提取物、洋甘菊提取物等，这些都是既温和又有修护功效的成分。同时，要尽量规避酒精、维 A 酸、水杨酸等刺激性成分。切记：不要频繁更换护肤品，更不宜叠加多个品牌的产品同时使用。敷面膜频率不要太勤，每周 3 次左右即可，时间也不要过长。而且，使用任何护肤品之前都要试敏！最后，在换季及花粉季等特殊时节要格外注意皮肤的防护，避免冷热刺激，加强保湿，尤其要注意防晒，饮食上可以适量补充钙、锌、硒、锶等微量元素。

（4）混合性皮肤。混合性皮肤护理的要点最主要就是要分区护理，比如，早上洗脸，泛油的地方用洗面奶，不油的地方只用清水就可以。日常护肤品也可以分别参照油性和干性皮肤的护理方法来分区域进行护理。

（5）中性皮肤。中性皮肤是最理想的肌肤类型。对于中性肌肤来说最重要的就是，不要过度护肤，日常只要做好补水保湿，让肌肤保持这种良好的状态即可。

# 让肌肤有弹性，容颜就能如少女

很多女性都想拥有白皙、细嫩、光滑、有弹性的皮肤。但如今环境污染过于严重，再加上一些不良的生活习惯，很容易出现各种皮肤问题，比如：皮肤弹性下降，女性就会处于过早衰老的状态中，对外形有着较为明显的影响。

皮肤紧致有弹性，主要依赖于皮下胶原纤维的支撑。这些胶原纤维就像一张网彼此连搭，使皮下组织稳固完整。这张网越完整，皮肤越紧致、越稳固，皮肤也就越有弹性。而组成胶原纤维最重要的营养物质是胶原蛋白，随着年龄的增长、生病、熬夜等因素，人体的胶原蛋白会自动流失，胶原纤维就会因失去营养而断裂或衰老，致使皮肤变得松弛或出现细纹。

1. 影响皮肤弹性的因素

影响皮肤弹性的因素主要有以下几个。

（1）减重速度太快。皮肤以下的肌肉或脂肪对皮肤起着适当的支撑作用，可以让皮肤保持张力。不科学的快速减肥方法，会导致营养不均；缺乏锻炼等，则会造成皮下脂肪的快速流失；把新陈代谢更慢的空洞皮下脂肪组织和被拉扯开的皮肤组织留下，从而皮肤就会失去支撑力，变得干瘪、松弛。研究表明，每周减轻 1~2 斤，也就是每月减少 4~8 斤体重是比较合适的，减肥速度太快，很容易出现皮肤松弛的情况。

（2）年龄逐渐增大。在皮肤的真皮层中有两种胶原蛋白：胶原蛋白和弹力纤维蛋白，支撑着皮肤，使皮肤饱满紧致。25 岁以后，这两种蛋白会逐年减少，细胞与细胞之间的纤维也会随着时间而退化，让皮肤失去弹性。

（3）忽视了饮水问题。研究表明，多喝水可以增加皮肤弹性，有助于预防和减少皮肤松弛。每天饮水不够，会使皮肤的弹性降低，建议每天饮水 1500ml 以上。

2. 如何使皮肤保持弹性？

想要皮肤保持弹性和光泽，就要做好日常护理工作，可以从以下几方面做起。

（1）增加含有胶原蛋白的食物。想要保持皮肤的弹性，就要注意饮食方面的调整，尤其要多吃一些富含胶原蛋白的食物，比如银耳。银耳中，不仅含有丰富的胶原蛋白，还含有大量的氨基酸、不饱和脂肪酸。银耳中含有较多的糖分，不但可以为机体补充各种营养物质，还可以补气益血、美容嫩肤等，甚至还能提升肝脏的解毒功能，促使体内毒素的排出，让皮肤保持美白。当然，除了银耳外，也可以适当地吃一些花胶、猪皮、鸡爪、猪蹄、牛蹄筋以及豆类食物和鱼类。

（2）适当给自己补充水分。身体一旦缺水，就不能及时排除皮肤中的代谢产物，影响皮肤的新陈代谢，不但会导致毛孔过于粗大，还会使皮肤变得粗糙，影响到皮肤的光泽感和弹性。因此，在日常生活中要适当补充一些水分，除了白开水外，还可以适当喝一些淡绿茶、玫瑰花茶、白菊花茶和乌龙茶等，既能起到抗氧化的功效，还可以增强皮肤的弹性并美白皮肤。

（3）每天进行一定的运动量。长期不进行运动，身体的气血循环会变得非常慢，代谢系统也会受到影响。适当地进行一些有氧运动，身体流汗的时候，就能将皮肤中的一些代谢产物快速排出，不仅可以提高皮肤的新陈代谢，避免皮肤过度老化；还可以增强血液循环，使皮肤变得红润有光泽。

（4）减少对皮肤的不良刺激。为了减少对皮肤的刺激，一定不要出现长期化浓妆的行为，否则会使皮肤毛孔过于粗大，出现痤疮、色斑等现象，还会使得皮肤弹性越来越低。另外，要减少皮肤日晒时间，皮肤长期遭受紫外线辐射，很容易长出一些色斑和细小皱纹，导致皮肤的弹性快速降低。此外，气温下降，外出时还要记得佩戴好口罩，避免皮肤遭受寒风刺激。

（5）做好皮肤保湿。每天都要做好皮肤的保湿工作，在早晚两次洗脸后，及时使用保湿水、保湿乳液和保湿霜，锁住皮肤中的水分，提高皮肤的光泽度，并保持皮肤的弹性，避免皮肤因过度干燥而出现皱纹、弹性下降等现象。

除了以上5点外，还要保持充足的睡眠，使皮肤细胞进行正常的新陈代谢；拥有良好的心态，长期被负面情绪包围，就会肝气郁滞，影响到身体的代谢和排毒，引发一系列皮肤问题。

## 饱满精致的轮廓，是"减龄神器"

人体各组成部分的表面，以平滑、圆润、优美的曲线塑造出美的外形，同时各组份还间以优美的曲线连接在一起，比如，头与颈的连接处，线条分明、流畅，直接诠释了人体之美，局部曲线的连续性中断，会影响到局部人体美，因此从人体美的角度出发，改善其连续性非常重要。

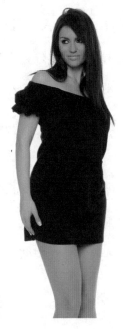

古代文明艺术品所诠释的女神是既有线条又不失丰满，这和今天我们

所认为的"女神"特点如出一辙：面部饱满而紧致，侧脸不太瘦削，拥有清晰轮廓线条。但现实中很多人都被双下巴、面颊轮廓边界模糊、颈部皮肤松弛等问题困扰。没有清晰边界的轮廓线与松垂的颈部，难以和美感有丝毫联系。

## 1.造成皮肤松弛的原因

20岁后脸上的胶原蛋白会慢慢流失，不少女性在生了宝宝后更会觉得胶原蛋白的流失速度加快了不少，肌肤变得没有以前那么光滑Q弹。再加上熬夜加班，出现苹果肌凹陷、颧骨日渐凸显等情况，距离"少女感"越来越远。

一直以来，苹果肌都是"青春"的象征，饱满的苹果肌看起来相当减龄。然而，随着年龄的增加和地心引力的作用，苹果肌会慢慢萎缩下垂，让我们显出老态。

胶原蛋白的逐渐流失，再加上日常生活中做各种表情导致面部肌肉过分拉伸后又变松弛，各种表情纹如鱼尾纹、法令纹、川字纹等持续加深，让我们距离逆龄又更加遥远。

## 2.皮肤松弛的表现

皮肤松弛，通常会有以下几个表现。

（1）初级表现——毛孔凸显。25岁后，皮肤的血液循环会逐渐变慢，皮下组织脂肪层也开始变得松弛、欠缺弹性，最直接的后果就是毛孔之间的张力减小，毛孔变得明显粗糙。

（2）中级表现——面部轮廓模糊。即使体重没有增加，从耳垂到下巴

73

的面部线条也开始变得松松垮垮，不再流畅分明，从侧面看更加明显。

（3）高级表现——皮肤松弛下垂。颧骨上的皮肤不再饱满紧致，面部的最高点慢慢往下游移，开始出现法令纹，即使身材不胖，也会出现双下巴。

### 3. 保持肌肤紧致有妙招

要想有效防止和延缓皮肤松弛，使肌肤长时间保持年轻状态，就要做好预防。

（1）保持皮肤清洁。面部油污和灰尘太重，戴妆时间太长或卸妆不彻底，都会对皮肤毛孔造成阻塞，影响到自然呼吸，从而引发炎症或致使皮肤营养失衡，长此以往，皮肤就容易失去张力，比如：弹性减少，皮肤松弛。要想预防皮肤松弛，在日常护理中，要格外注意清洁皮肤的步骤，使用天然、柔和、无刺激性的保湿产品，在保持肌肤清洁的同时，为皮肤及时补水和营养，增强皮肤活力。

（2）注意防晒。过早出现皮肤松弛，多数都源于遭受了阳光和紫外线的过度照射，不仅形成了光老化，还在体内形成了大量自由基，使皮肤被过度氧化，失去了弹性，而让皮肤变得松弛。因此要想使皮肤保持紧绷有弹性，在日常护肤过程中，不仅要做足防晒工作，还要多吃新鲜的蔬果及富含胶原蛋白的食物，由内而外增强皮肤的抵抗力。

（3）坚持运动。众所周知，运动可以让我们保持年轻，经常运动的人比不运动的人更显年轻。因此，要想改善面部的松弛，就要多做有氧运动，比如，每天慢跑30分钟以上。因为运动后出汗，会让肌肤的新陈代谢速度加快。而且这样做还能增加强体质，有助于减肥。

（4）养成良好的生活习惯。要想改善面部的松弛感，就要养成良好的饮食习惯和作息习惯。比如，注意饮食调理，多吃富含维生素类的食物、新鲜水果和蔬菜，少吃辛辣油腻食物；少熬夜，保证每晚十点睡觉；少看手机，少上网，减少电子辐射对肌肤的伤害。

（5）适量补充维 C。在女性抗衰老的过程中，维 C 是不可缺少的重要成分，不但能促进肌肤胶原纤维的生成，还能对抗引起皮肤衰老的敌人——氧自由基，增强肌肤的免疫能力和自我保护能力，延缓肌肤的衰老速度，因此，想要延缓皮肤衰老，抵抗面部松弛下垂感，改善面部皮肤松弛，就要适量补充维 C。

（6）选对保养品。护肤品是很多人选择使用的保养方法。为了改善肌肤松弛，提升面部肌肤紧致感，可以使用提拉紧致的面膜，调整并改善面部轮廓，增强肌肤弹力，呈现上镜小 v 脸，塑造颧骨与下巴轮廓，同时收细毛孔，提升紧致肌肤。

总之，衰老是人的正常现象，没有人是不会老的，但我们可以控制变老，让自己在同龄人中更年轻，皮肤更紧致。同样，想要肌肤变得紧致，并不是一朝一夕就可以做到，肌肤护理是我们一生都要做的事情，一定要经常护肤。

# 做好护肤，让面色红润有光泽

如何做好护肤呢？概括起来，方法主要有两种：第一种是晨间护肤，第二种是夜间护肤。晨间护肤，便于肌肤更好地上妆，可以让妆容保持得自然和持久；夜间护肤，第二天早上就能拥有良好的皮肤状态，修复肌肤出现的问题。

1. 晨间护肤

一般来说，晨间护肤的顺序是：洁面——化妆水（爽肤水）——精华液——乳液/面霜——眼霜——防晒。

（1）洁面。清洁是晨间护肤流程中的第一步，也是最重要的一步。只有把面部清洁干净，才能做好后续的护肤保养。早上洁面的时候，使用质地温和的洁面产品，不会刺激到皮肤，减少对皮肤的伤害。

（2）化妆水（爽肤水）。化妆水具有二次清洁的功效，但要想发挥这样的功效，就不能直接用手去揉或拍，正确的做法是：先将化妆水倒在化妆棉上，然后在脸上轻轻擦拭，最后用手轻轻拍打。

（3）眼霜。眼部的皮肤比较脆弱，是人体最容易衰老的部位。所以，对于皮肤干燥、容易长细纹的人来说，也要学会使用眼霜，更好地预防干纹和细纹的出现，一旦皱纹都长出来，就很难消除了。

（4）精华液。精华液，是护肤品中的贵族，成分精致、功效强大、效果显著，神秘感十足。所以，当你明显感受到自己的皮肤状态大不如以前时，就毫不犹豫地入手精华，让皮肤保持一种水润嫩滑的状态。

（5）乳液／面霜。即使脸上太油，也需要用乳液／面霜来锁水。因为脸上之所以会出油，是由于皮肤水油不平衡而导致的。你觉得皮肤很油，却不涂乳液／面霜来锁水，就会导致皮肤缺水，继而出更多的油。

### 2. 夜间护肤

细节决定成败，夜间护肤同样重要。

（1）彻底卸妆，打好基础。晚间要想做好护肤，首先就要保证肤质的清洁、毛孔的畅通，因为只有这样才能让护肤品的营养成分更好地渗透。因此，卸妆和清洁也就成了晚间护肤的第一步。

（2）给肌肤补充足够营养。充足的营养能够加速皮肤的修复与保养，让肌肤整晚都处在营养精华的滋养中，第二天往往更能看到神奇的护肤效果。

（3）利用按摩，促进吸收。配合有效的按摩手法，能够促进肌肤细胞的新陈代谢，让肌肤更好地进行自我修复，延缓皮肤的衰老进程。

（4）合适的护肤时间。营养物质吸水最宝贵的时间段在 22 时 ~2 时，最好在晚上 10 点之后就涂抹好保养品，然后上床睡觉，让营养物质在睡眠中高效地修复肌肤。当然，睡眠质量也会影响护肤效果，因此一定要提高这段时间的睡眠质量。

# 第四章
## 内调养颜，做美丽女人

# 维生素A：最佳"保湿营养剂"

维生素 A 是一种为人体维持正常代谢和机能所必需的脂溶性维生素，非常重要，但又极易缺乏，由美国科学家 Elmer Mc Collum 和 MArgAret Davis 在 1912~1914 年之间发现。

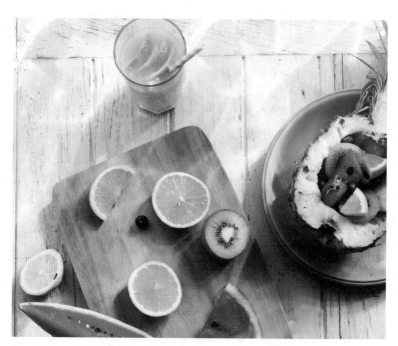

## 1. 维生素 A 对皮肤的好处

作为生命活动中不可缺少的重要物质，维生素 A 是人体必需的一类微量营养素，也是最佳"保湿营养素"，其对皮肤的作用主要体现在：可以在一定程度上溶解皮肤的角质层，起到抗角质化的作用；能够抑制活性氧的产生；促进皮肤下层的胶原蛋白再生，促进皮肤黏膜生长；能有效改进肌肤的锁水功能，加强肌肤的抗氧化功能，保持肌肤水分，并恢复肌肤的水润弹性，延缓皮肤衰老；可以调节皮肤表皮和角质层的新陈代谢，抵抗细菌和辐射危害，让皮肤显得柔软细嫩。

2. 缺乏维生素 A 会造成皮肤问题

皮肤缺乏维生素 A，最典型的症状是干燥，主要表现为干燥、脱屑、粗糙，毛囊出现角化性丘疹。出现最早的往往是上臂与股伸侧，然后则会累及其他部位。具体原因如下。

首先，身体缺乏维生素 A，皮下组织细胞就会快速死亡、脱落，死亡的细胞则会阻塞毛囊、毛孔，同时还会阻塞皮下脂肪到达皮肤表面，使皮肤出现小疙瘩，变得干燥而粗糙。同时，死亡的细胞与油脂形成的堆积物，会使毛孔增大，形成黑头粉刺，这些细胞一旦受到感染，皮肤还容易引发脓疱疮、疖子和痈等感染。因此，要想及时解决这些问题，就要及时补充维生素 A。

其次，维生素 A 是丘脑、脑垂体等内分泌激素的营养成分，缺乏维生素 A，卵巢不能发出正常的分泌激素指令，功能就会变得低下。雌激素太低，就会加快衰老，引发生殖系统等健康问题。同时，研究还表明，维生素 A 还能有效缓解皱纹、黄褐斑等皮肤问题，如果出现了问题，完全可以到医生处开些维生素 A 胶囊。

3. 如何补充维生素 A

要想补充维生素 A，可以通过外用和内服两个途径。

（1）外用。使用视黄醇或视黄醇的衍生物，可以补充维生素 A。目前，化妆品中可以使用的衍生物包括：视黄醛、视黄醇棕榈酸酯、视黄醇乙酸酯、视黄醇丙酸酯、视黄醇视黄酸酯等。不过，这些成分都是通过类似途径来发挥作用，效率不同，温和程度也不同，无法判断你一定能耐受哪种成分，使用时要注意观察自己皮肤的感受和变化。

（2）内服。要想补充维生素 A，可以摄取 β 胡萝卜素。β 胡萝卜素由两个视黄醇分子结合在一起，在人体内被相应的酶打开连接后，就会变成两个视黄醇分子，从而发挥视黄醇的作用；也可以被储存起来，等人体需要时，再发挥作用。当然，要想补充 β 胡萝卜素，可以多吃些橙红色食品，比如：柑橘、南瓜、胡萝卜、木瓜、番茄等，也可以选择颜色偏橙或偏深绿的比较鲜艳的食物。

不过，维生素 A 的补给也不能过量。

（1）成年人每天只要摄取 600~700 毫克维生素 A，就能保持皮肤、头发及免疫系统的健康。

（2）一日三餐都摄入一定量含维生素 A 或维生素 A 原的食物，就能满足人体需要。

（3）维生素 A 是脂溶性维生素，与脂肪类食物同时食用，有利于吸收。

（4）与 B 族维生素、维生素 D、维生素 E 及钙、磷、锌配合使用，最能发挥功效。

（5）正在服用避孕药者，要减少摄入量。

（6）正在服用降胆固醇药物者，应适当增加摄入量。

4. 用果蔬补充维生素

（1）水果类。比如，梨、苹果、枇杷、樱桃、香蕉、桂圆、杏子、荔枝、西瓜、甜瓜。不过，除了杏子以外，多数水果中维生素A的含量都少于400单位。

（2）蔬菜类。比如，马齿菜、大白菜、荠菜、番茄、茄子、南瓜、黄瓜、青椒、菠菜、苜蓿、豌豆苗、红心甜薯、胡萝卜等。此外，一份刀豆、西兰花、胡萝卜、黄南瓜、杏、甘薯或山药，也提供5000单位的维生素A，而这正是成年人一天所需的量。

（3）鱼肝油。鱼肝油是商业上维生素A的最丰富来源。

（4）动物类。维生素A主要存在于动物肝脏、奶及奶制品（未脱脂奶）及禽蛋中，比如，动物肝脏中含有极为丰富的维生素A，动物肾脏中所含的量也很高，因此可以多吃些猪肉、鸡肉、鸡蛋、鳖、蟹、田螺等。

## 维生素E：有效延缓肌肤衰老

不论在人体还是自然界中，氧化都是"腐败"的罪魁祸首，例如：食物的变质、金属的生锈等。而人体内过多的自由基，也会加剧氧化反应。随着年龄的增长，身体消除多余自由基的能力会变弱，细胞会越来越多地受到自由基的伤害，比如，自由基腐蚀了眼睛的各组成部分，容易引起老年性视力障碍，造成眼花、白内障等。而维生素 E，是美容界的"神仙水"，是"万能的营养素"，对皮肤尤其有效。

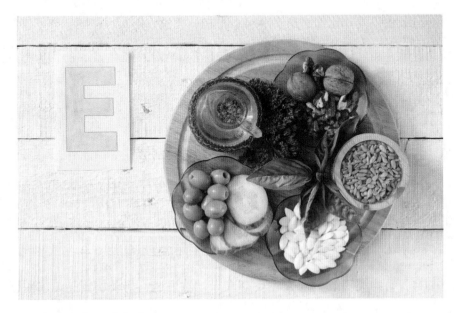

1. 维生素 E 对皮肤的好处

维生素 E 是一种重要的抗氧化剂，不仅能清除人体内的自由基，还能阻断自由基引发的链反应；此外，还具有抗氧化作用，可以延缓衰老，让皮肤看起来更年轻、更漂亮。皮肤上的皱纹和色斑等问题，都与自由基对细胞的攻击有关，维生素 E 营养充足，皮肤更易保持光滑。

首先，维生素 E 可以延缓皮肤衰老，让你更容易拥有年轻的肌肤。维生素 E 含有丰富的抗氧化成分，可以中和消除体内的自由基，延缓皮肤衰老的速度，使皮肤变得紧致光滑。

其次，维生素 E 可以让你的皮肤快乐，保持充足的水分。它的小分子迅速渗透到皮肤深层，可以加强皮肤的表皮屏障，防止水分流失，让皮肤看起来更健康、更明亮。

第三，维生素 E 可以促进能量代谢，矫正皮肤损伤和炎症。它可以加速伤口愈合过程，减少疤痕形成，缓解瘙痒、发红和其他皮肤症状。无论皮肤是因晒伤、烧伤还是其他因素而受损，正确、持续地使用维生素 E 时尚产品，都能缩短皮肤的恢复时间。

当然，需要注意的是，维生素 E 单次或大剂量摄入过多会引起不适，需合理、科学地补充。选择含有维生素 E 的时尚产品，不仅能更好地保护肌肤，还能让肌肤显得更年轻、更光滑、更有弹性。

2. 正确补充维生素 E

若想充分摄入这种营养，就要挑选合适的维生素 E 补品，或有意地在日常餐饮中加入一些富含维生素 E 的食材。

（1）吃富含维生素 E 的食物。维生素 E 是一种常见的营养素，广泛存在于植物油、坚果、瓜子、水果和蔬菜之中。其中，哈佛大学公共卫生学院最推荐这些食品。

油脂：麦胚油、葵花籽油、大红花油、豆油。

坚果种子：杏仁、花生（包括花生酱）、开心果、榛子、葵花籽。

蔬菜：菠菜、南瓜、西兰花、红甜椒、芦笋、甜菜叶、羽衣甘蓝。

水果：芒果、牛油果（酪梨）。

（2）合理服用维生素 E 补品。目前，虽然还没有证据可以表明维生素 E 补品有毒性或副作用，但这并不代表我们可以随便吃它。服用过量维生素 E，可能使血液的凝结性变弱，造成出血，尤其当人正在使用抗凝血剂的时候。19 岁以上的成年人，每天最多通过补品摄入 1000 毫克（1465 国际单位）的维生素 E。

# 维生素B3：柔肤安神，维护肌肤健康

维生素 B3 又称烟酸，可以保持皮肤健康，维持人体血液循环，具有美白和活化皮肤细胞的作用，是细胞活化专家，在维持皮肤健康中扮演着重要角色。

来自美国俄亥俄州辛辛那提的学者 Bissett 发表在《国际化妆品科学杂志》上的一篇科学报告称"外用烟酰胺可减少老化面部皮肤的泛黄、皱纹、红斑和色素沉着斑点"。另外，在医学杂志《自然·通信》上发表的一项新研究中，研究人员发现维生素 B3 可以增强我们细胞中的一种关键酶，有可能减缓衰老过程。

1. 维生素 B3 缺乏有什么表现？

缺乏维生素 B3 时，身体会表现出相应的症状，比如：食欲下降、精神不集中、消化不良、失眠等非特异性表现，但随着缺乏的逐渐加重，其可以在皮肤、消化系统、神经系统中表现出典型的症状。

（1）皮炎。皮炎是长期缺乏维生素 B3 最为典型的急性皮肤病理反应，通常都出现在手背、足背、手指、脚踝等皮肤摩擦处，皮损处常呈现红褐色，同时伴有水肿，偶有疱疹和表皮破裂，后期等待皮肤愈合后会有褐色的色素沉着。

（2）糙皮病。这种皮肤病常发生于肘、膝、小腿前部和外侧等部位，临床表现为皮肤增厚，过度角质化，并伴有干燥、脱皮等表现，严重时还会出现皮肤鳞片化表现。

（3）舌炎或口角炎。长期缺乏维生素 B3 会导致舌头、口腔黏膜、咽部、口角等发生红肿、溃疡，引发进食疼痛，时间长了，会导致舌乳头萎缩，舌头干燥光滑。

（4）脱发或白发。人体长期缺乏维生素 B3，可引起头发的生长不良，比如：脱发与白发。而一些临床也证实，维生素 B3 的缺乏，可引起头皮的干燥与脂溢性皮炎，进而引起发质干涩或枯燥。

2. 利用维生素 B3 抗衰老有什么好处？

利用维生素 B3 抗衰老，可以带来以下好处。

（1）减少皱纹。维生素 B3 有助于减少皱纹和其他衰老迹象。这是因为维生素 B3 可以增加胶原蛋白的生成，让皮肤看起来光滑有弹性。同时，维生素 B3 有助于减少炎症，改善血液循环，使皮肤焕发出健康的光泽。

（2）改善皮肤健康。维生素 B3 的一项抗衰老特性是它的抗氧化剂功能和对抗自由基的能力。自由基会对体内的许多细胞造成损害，包括皮肤细胞。维生素 B3 在体内转化为辅酶 NAD+( 烟酰胺腺嘌呤二核苷酸 )，是许多重要代谢反应的关键成分。NAD+ 起到抗氧化剂和 DNA 修复剂的作用，可中和自由基并防止 DNA 损伤。因此，维生素 B3 有助于减少老年斑，因为老年斑通常与自由基损伤有关。

3. 如何补充维生素 B3？

如果想通过饮食补充维生素 B3，有很多方法可以实现，比如，可以在动物和植物食品中找到维生素 B3，将其添加到饮食菜单中。

（1）鱼类。比如：鲑鱼、鳟鱼和金枪鱼。

（2）肉蛋类。比如：鸡肉、牛肉和猪肉中都富含维生素 B3，特别是内脏器官中的含量更高，尤其是动物的心脏和肝脏。猪瘦肉是维生素 B3 的良好来源，牛肉、鸡肉等也含有较丰富维生素 B3，易于人体吸收。另外，瘦肉中还含有其他的 B 族维生素，能调节新陈代谢，维持皮肤和肌肉的健康，增强免疫系统和神经系统的功能。

（3）坚果和种子。比如：花生、松子、核桃等坚果，以及亚麻籽、南瓜籽等。

（4）全谷物食品。比如：糙米、全麦面包和燕麦片等，在加工过程中都保留了较多的维生素 B3。

（5）蔬菜。比如：菠菜和羽衣甘蓝都具有较高的维生素 B3 含量。

注意事项如下。

（1）不要超量和长期使用。维生素 B3 是非处方药，各大药店都有售卖，但不能私自盲目服用，最好在专业人士的指导下服用。正常人体每日约需要 9~12mg 的维生素 B3，用于治疗维生素 B3 缺乏所导致的疾病时，可以用到 50~150mg 每天，但治疗时间不宜过长，往往治疗 2~4 周即可获得明显的症状改善，然后需要逐步减量，最终完全停药，通过食物进行补充。

（2）注意不良反应。过量摄入维生素B3会引起一系列不良反应，其中以面部、上肢的皮肤潮红、瘙痒最为常见，并伴有胃痛、胃胀等消化道症状。其次，长期大剂量摄入维生素B3，会导致严重的肝肾功能损害，因此按照医嘱规范服用是关键。

（3）以下人群不宜使用。有消化性溃疡的患者使用维生素B3，可能导致溃疡加重，要慎用维生素B3；维生素B3会影响葡萄糖代谢，导致血糖异常，也会导致血尿酸浓度升高，糖尿病、痛风病、高尿酸血症等患者要慎用；孕妇、哺乳期妇女、儿童等也要慎用。

维生素B3虽然没什么名气，却是维持人体健康的重要营养物质，并且可以治疗多种疾病。通过食物就可以补充到维生素B3，比如有全麦制品、糙米、绿豆、芝麻、花生、香菇、紫菜、无花果、鸡蛋、瘦肉、鱼等都可以。

# 维生素B12：带给你红扑扑的好气色

维生素B12一般被称为造血维生素，具有肌肤再生的效果，可以促进红细胞的发育和成熟，使肌体造血机能处于正常状态，预防恶性贫血。

人体中维生素B12含量会随着年龄的增加而逐渐减少，特别是女性因生理结构会减少得较快，多补充维生素B12，才能拥有红扑扑的好气色。

### 1. 维生素对皮肤的作用

维生素 B12 是唯一一种含有金属元素的维生素，主要作用是制造骨髓红细胞、预防恶性贫血、促进蛋白质的生物合成等，可以为合成胶原蛋白提供所需的营养物质，并帮助皮肤保持水油平衡，维持皮肤健康。此外，维生素 B12 还能促进健康细胞的生长，避免产生皱纹，出现其他衰老迹象。

然而，维生素 B12 缺乏症也是最常见的维生素缺乏症之一，在老年人群体中尤为常见。因为维生素 B12 的生物化学原理极为复杂（在人体内以多种形式存在，吸收代谢需要多种酶的参与），吸收不良，可能导致其缺失或失衡。同时，维生素 B12 缺乏还可能引发一些皮肤疾病。比如，皮肤上出现皮炎、痤疮、白癜风、色素沉着。另外，还会引起炎症和舌头有痛感，吞咽食物开始变得困难。

### 2. 维生素 B12 的来源

（1）营养酵母。营养酵母是维生素 B12 的重要来源，特别是对于遵循素食饮食或其他植物性饮食的人更是如此。数据显示，每 5 克强化营养酵母中就含有 2.2 微克维生素 B12，接近每日推荐摄入量。

（2）牛奶。除了牛奶可以提供维生素 B12，其他乳制品也一样，比如奶酪和酸奶。一杯全脂牛奶中含有 1.1 微克的维生素 B12，含量仅略低于每日推荐摄入量的一半。

（3）乳制品。乳制品（如牛奶、酸奶和奶酪）中，不仅含有维生素 B12，还含有其他营养物质，比如钙，可以维持健康的骨骼和牙齿。再如碘，不仅可以支持健康的新陈代谢，也有助于皮肤和神经系统的健康。

（4）牛肉。牛肉不仅含有大量的维生素 B12，还含有保持健康所需的其他营养物质，比如：蛋白质、铁、锌、硒等矿物质以及其他 B 族维生素。铁可以制造红细胞，而红细胞能携带氧气；锌帮助身体制造新细胞，有利于伤口愈合；硒，则是身体免疫系统所必需的。

（5）鸡蛋。鸡蛋不仅是蛋白质的来源，也是维生素 B12 的关键来源之一。数据显示，每个鸡蛋中含有 1.4 微克的维生素 B12，大约是每日推荐摄入量的一半，因此早餐时只要吃个鸡蛋，就能很好地满足人体对维生素 B12 的需求。

（6）强化食品。多种食物中添加了维生素 B12，如谷物、酱料和牛奶替代品。发表在《美国临床营养学杂志》上的研究表明，在 14 周的疗程中，每天食用 1 杯强化谷物，可以显著增加参与者体内 B 族维生素的浓度。强化食品通常也能提供其他营养物质，如铁、维生素 D 和维生素 C，还可以获得其他健康益处。

（7）鲑鱼。鲑鱼是维生素 B12 的最佳来源之一，数据显示，100 克鲑鱼含有 4.15 毫克维生素 B12；其他鱼类也含有维生素 B12，如沙丁鱼、鲭鱼、鲈鱼、比目鱼和鳕鱼。

（8）红豆。红豆中含多种维生素和微量元素，尤其是含铁质和维生素 B12，有补血和促进血液循环的功能。女性经期失血过多，就会出现头晕眼花、面容苍白等情况，要想补血、改善贫血症状，就要喝加红糖的热红豆汤。

♛

# 维生素D：让你拥有明亮的肤色

维生素 D 是一种脂溶性维生素，也是人体唯一可自行合成的维生素，有助于提亮肤色，摆脱皮肤暗沉。

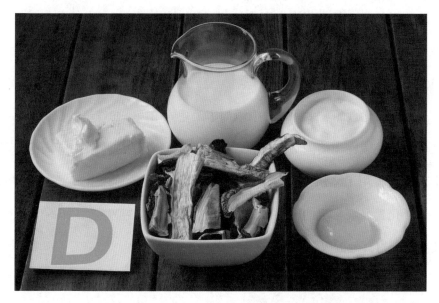

维生素 D 的家族成员很多，较为重要的就是维生素 D2 和维生素 D3。维生素 D2，又称"麦角钙化醇"，由植物中的麦角醇经紫外线照射后转化而来；维生素 D3，又称"胆钙化醇"，由人体皮肤中的 7- 脱氢胆固醇经紫外线照射，因与阳光密切相关，又被称作"阳光维生素"。

1. 维生素 D 对皮肤的影响

皮肤产生的维生素 D，可以提供抗氧化保护，并改善皮肤的水合作用，防止皮肤过早老化。

维生素 D 是皮肤最重要的抗衰老维生素和抗氧化剂之一，没有足够的维生素 D，皮肤可能会出现以下种症状。

肤色暗沉，缺乏理想的、年轻的、健康的光泽；面部（以及身体其他部位）皮肤干燥、剥落；皮肤干燥、受刺激，可能导致皮肤出汗过多。

皮肤储存充足的维生素 D 时，它的功能就会达到最佳状态，有助于皮肤再生、调节细胞功能、潜在地稳定基因并预防皮肤癌。还能起到抗炎作用，减少皮肤表面死皮细胞的堆积。

2. 缺乏维生素 D 对皮肤的影响

缺乏维生素 D，会对皮肤造成以下影响。

（1）皮肤变差。维生素 D，可以支持免疫功能健康。缺乏维生素 D，免疫力就会下降，增加皮肤出油量，堵塞毛孔，引发痤疮、银屑病等问题；而痤疮或湿疹等皮肤病患者，则会加重这些疾病的症状。要想让病情得到缓解，就要及时补充维生素 D。

（2）增加炎症。皮肤出现炎症，就会出现肿胀和发红等现象，服用维生素 D，可以减少炎症。维生素 D 缺乏症的患者体内炎症标记物含量较高，会影响伤口的愈合，损伤皮肤的修复，服用维生素 D3，不仅可以帮助皮肤伤口修复，还能有效预防感染。研究发现，缺乏维生素 D 的人更容易因为接触阳光而晒伤，维生素 D3 有益于烧伤愈合和减淡皮肤疤痕。

3. 维生素 D 的补充

每天只要吃 3~4 个蘑菇，就能补充一天所需的维生素 D。不过，蘑菇需要接受阳光照射，并通过光合作用及化学反应制造维生素 D。将新鲜蘑菇放在正午阳光下"裸晒"两个小时，蘑菇就能产生更多的维生素 D；将蘑菇放在阴凉处两个小时，可保证光学反应的彻底完成。"裸晒"、阴凉后再食用，补充维生素 D 的效果更佳。

# 维生素C：让你的肌肤更加美白

维生素 C 不仅可以分解皮肤中的黑色素、预防色素沉着，还能防治黄褐斑和雀斑的发生，使皮肤保持洁白细嫩；更能增强中性粒细胞的趋化性和变形能力，提高杀菌能力。因此，要想让你的肌肤变得更美白，就要适量食用维生素 C。

## 1. 维生素 C 对肌肤的作用

维生素 C 对肌肤的作用主要表现在以下几方面。

（1）拯救皮肤。为了满足工作需要，很多女性都会化妆，有些女性甚至需要每天化浓妆。这种状况维持的时间长了，食用各种化妆品，会严重伤害到皮肤，比如：导致皮肤色素沉着或色素脱失，在面部或颈部出现色斑，甚诱发皮肤炎症。维生素 C 就能缓解这些问题，尤其对色斑、毛囊堵塞、皮肤过油等情况调理功效更加明显。因此，经常化妆的女性如果想拯救皮肤，就要多吃些富含维生素 C 的食物。

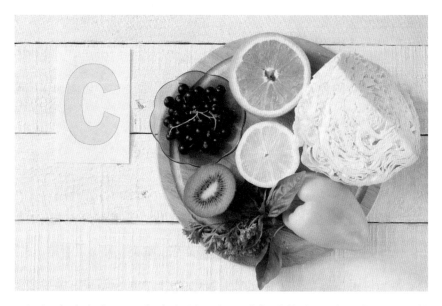

（2）清除自由基。皮肤之所以会遭受各种伤害，除了化妆品的使用外，体内的自由基也是罪魁祸首。导致体内自由基产生的原因有很多，比如，不良的饮食习惯、环境污染等。体内产生自由基，会严重损害细胞健康，继而影响到皮肤健康，出现色斑、黑头等问题。维生素C经过肠胃吸收后，会随着血液运输到身体的各个组织，捕获或清除细胞内及细胞间液态环境中的自由基进行，不但能伤害降到最低，还可以有效保护细胞健康。

（3）阻断黑色素。很多女性经常抱怨自己皮肤黑，即使使用了很多美白产品也不见效果，其实这些人的皮肤之所以会黑，主要是因为酪氨酸酶的活性导致黑色素生成，只要阻断酪氨酸酶的活性，就能有效控制黑色素的生成；同时，保护皮肤不受紫外线伤害，也能将深层皮肤中已经形成的黑色素还原成无色的黑色素前质。从这个角度来说，长期服用维生素C，能有效改善皮肤暗沉。

（4）抗衰老。要想有效地抗氧化和抗老化，在平时生活中，要多吃些富含有维生素C的食物、补充维生素C。此外，维生素C还能加强胶原蛋白的增生，帮助女性防皱去皱。

2. 富含维生素C的果蔬

富含维生素C的果蔬主要如下。

（1）黄色蔬菜。研究发现，黄色新鲜蔬菜中，一般都含有丰富的维生素C，比如：小白菜、油菜、油菜苔、紫菜苔、苋菜、芹菜、香椿、苦瓜、花菜、辣椒、毛豆等，要想补充维生素C，在日常的生活中，就要多食用这类食物。体质比较虚弱的人群，多补充些维生素，还能增强身体抵抗力，达到预防疾病和强身健体的功效。

（2）水果。水果中含有的维生素C更丰富，无论哪种水果，无论价格高低。比如，日常生活中常见的鲜枣、红果、柚子、桔子、橘子、柠檬、草莓等水果，以及像柿子、芒果、猕猴桃、龙眼等。当然，除了人工栽培的水果，很多野生水果中也含有丰富的维生素，如刺梨、石榴、金樱子等。

# 胶原蛋白：肌肤的"弹簧"

胶原蛋白是一类蛋白质家族，由机体内成纤维细胞合成，最主要的氨基酸是脯氨酸、羟脯氨酸和甘氨酸，常存在于人体内骨骼、肌肉软骨、皮肤、毛发等结缔组织中。

在人体的皮肤中，70%都由胶原蛋白组成。胶原蛋白是支撑器官、保护机体、组成细胞间质的重要蛋白质。胶原蛋白以纤维状的形式存在于真皮层中，为皮肤提供强大的结构支持，可以使皮肤保持紧致性和弹性。

## 1.胶原蛋白的保水能力

胶原蛋白具有良好的保水能力，能够吸附和保持水分，使皮肤保持水润和富有弹性。

首先，胶原蛋白可以支撑皮肤，让皮肤看起来非常丰润。在人体皮肤中胶原蛋白占据了70%左右，组成了一张弹力纤维网，可以维持皮肤弹性、锁住水分。缺少胶原蛋白，皮肤外观就会塌方，无法锁住水分，继而出现干燥皱纹、松弛下垂、细纹、毛孔粗大、痘痘等肌肤问题，让皮肤看上去越来越老。

其次，皮肤可以吸收环境四周水分。胶原蛋白覆盖在皮肤上，水分就不容易从表面蒸发，保湿效果非常显著。但是过了25岁，人体内的胶原蛋白流失速度会加快，再加上紫外线照射以及体内的氧化作用，胶原蛋白的结构很可能会遭受破坏，失去原有的弹性。因此，补充人体内部的胶原蛋白十分必要。

2.胶原蛋白可延缓皮肤衰老

胶原蛋白存在多种类型，最常见的是Ⅰ型、Ⅱ型和Ⅲ型胶原蛋白。其中，Ⅰ型和Ⅲ型胶原蛋白广泛分布于人体皮肤表层。

（1）Ⅰ型胶原。这是皮肤的主体，占皮肤胶原总量的80%~85%，呈粗壮、排列紧密的束状结构，为皮肤提供较强的支撑框架，可维持皮肤的硬度和韧性，一旦流失，面部就会出现皱纹和凹陷。

（2）Ⅲ型胶原。呈疏松的丝网状，比较细小，占皮肤胶原总量的10%~15%，可以为皮肤提供弹性和抗应力性，具有很好的促修复、营养和复弹作用。

研究发现，真皮中胶原蛋白的含量会随着年龄的增加而下降。世界胶原蛋白之父 J.Brandt 布兰特博士也曾指出：人类衰老的过程，就是胶原蛋白流失的过程。随着年龄的增长，真皮层中的胶原蛋白会被多种因素破坏。其中，基质金属蛋白酶 (MMP) 可使胶原蛋白降解，自由基可使之变性，日光中的紫外线也能让其变性。同时，糖化反应还能让糖类和胶原蛋白反应形成糖基化产物，使胶原蛋白颜色发黄并失去弹性。

真皮中的胶原蛋白合成不足或被破坏过多，皮肤就会引发皱纹、缺水、炎症增加、色素沉着、愈合缓慢等问题，因此要想有效延缓衰老，就要保护和补充真皮中的胶原蛋白。

### 3.正确补充胶原蛋白

胶原蛋白的分子量非常大，直接补充胶原蛋白，人体是不能直接吸收的，但胶原蛋白肽是被水解的胶原蛋白分子，分子量非常小，完全可以直接被人体吸收。而且，人体吸收肽合成胶原蛋白的速率比吸收游离氨基酸合成胶原蛋白的速率更高。所以，要想直接补充胶原蛋白，可以口服胶原蛋白肽。

日常的食补，如食用猪蹄、肉皮、鸡爪、燕窝等食物并不能有效补充胶原蛋白，因为食物中的大分子胶原蛋白（分子量大于 10 万道尔顿）进入人体后很难被直接吸收，还会摄入太多的动物脂肪，不仅无法实现美容目的，还可能引起发胖。所以，建议补充专业的胶原蛋白肽产品，而不是胶原蛋白。

胶原蛋白肽与胶原蛋白虽然有一字之差，但吸收效率完全不同，效果也不一样。此外，人体的胶原蛋白每天都在流失分解，若要满足全身的需求，每天的补充量必须达到一定的标准，建议每天补充 5~10 克胶原蛋白肽，且要连续补充，不间断。

# 益生元：肌肤屏障小卫士

"益生元"的概念由国际"益生元之父"——格伦·吉布索于 1995 年提出，他说：一些无法被宿主消化吸收的有机物质，却能选择性地促进体内有益菌的代谢和增殖，改善宿主健康。这种物质就是"益生元"。它无法被人体分解、吸收和利用，通过消化道到达结肠后，却能够被结肠菌群分解和利用，促进结肠菌群的生长，改善肠道微生态、促进脂质、蛋白质与矿物类代谢。

常用的益生元有：一、低聚糖类，包括低聚果糖、低聚半乳糖、低聚木糖、低聚异麦芽糖、大豆低聚糖、菊粉等；二、微藻类，如螺旋藻、节旋藻等。此外多糖（如云芝多糖，胡萝含氮多糖）、蛋白质水解物（如酪蛋白的水解物，α-乳清蛋白，乳铁蛋白等）以及天然植物中的蔬菜、中草药、野生植物等也能作为益生元使用。

### 1. 益生元的作用

益生元，是一种改善健康的有机物质，不被消化和吸收却能选择性促进体内有益菌群的代谢和增殖。通俗来讲，益生元就是益生菌的食物，其作用主要体现如下。

（1）强化肌肤屏障。益生元是肌肤微生态环境的小护卫，可以为肌肤表层筑起坚固盾牌，抵御外界污染入侵；促进有益菌群成长，减少有害细菌繁殖，保持肌肤微生态环境平衡状态；为肌肤提供所需的营养物质，提升屏障修复能力，强韧表层屏障，阻止病原菌入侵皮肤。

（2）舒缓修护效果。益生元具有舒缓修护的功能特性，可以镇静受到刺激的皮肤，有效修复受损肌肤，血清温和，缓解过敏、发炎、发红、发痒等皮肤状态。

（3）润泽焕活，延缓衰老。益生元可以软化角质层的新陈代谢，加快细胞结合与皮肤更新，改善肌肤衰老状态，很好融入配方，减缓老化迹象，减少皮肤瑕疵，焕发肌肤光泽，保持皮肤微生物群健康。

（4）控制粉刺。益生元是治疗痤疮暴发的有力工具，可以对抗任何可能导致痤疮暴发的皮肤炎症，防止坏死细胞污染肌肤，达到祛痘消印的效用，平衡皮肤油脂与肌肤菌群，增强皮肤免疫力，安抚敏感肌肤。

（5）抵御不良症状。当微生态屏障遭到破坏时，肌肤就会感到非常难受，出现过敏、泛红、干痒、皲裂、粗糙等皮肤症状。益生元能有效避免皮肤不良症状的出现，强韧安全屏障保护，回归舒适爽润的肌肤状态。

2. 正确认识"活的益生菌"

益生元就是有助于"有益菌"生长的"食物"，能为微生物中的"有益菌群"生长提供能量，不仅可以喂饱"有益菌"，其被"有益菌"代谢后的产物也对皮肤非常有益。但是"有害菌"却无法利用益生元提供的能量，在肌肤微生态中的比例越来越小，最终只能维持一定的数量，被"有益菌"狠狠地制衡住。

但活的益生菌并不能直接用于皮肤上，否则会引起微生态失衡，造成更大的伤害。例如，敏感肌基本来自于肌肤发炎而导致胶原蛋白受损，致使肌肤发炎，很多情况下都与"金黄葡萄球菌"有关。当"有益菌群"无法与太多的"有害菌群"势均力敌时，益生元就会先滋养肌肤的"有益菌群"，再让"强壮"的"有益菌群"去抑制那些坏的细菌，帮助肌肤重建微生态健康循环，修复并加强肌肤的保护屏障，提高肌肤免疫力。

3.富含益生元的食物

富含益生元的食物主要有韭菜、大蒜、香蕉、洋葱、牛蒡、雪莲果、菊粉等。

（1）韭葱。韭葱，又叫扁葱、扁叶葱、洋蒜苗等，与大蒜和洋葱是近亲。其内含的很多物质都具有益生元的功效，比如：菊糖，可促进肠道有益菌生长和脂肪分解；黄酮类，具有益生元特性和抗氧化能力；维生素K，有助于心脏和骨骼健康。

（2）洋葱。洋葱是一种营养丰富的食物，对人体具有很多益处。其内含的很多物质都具有益生元的功效，其中的益生元不仅能促进有益菌生长，还能促进脂肪分解，增加一氧化氮含量，提升免疫力，预防心脑血管疾病，比如：黄酮槲皮素，不仅是益生元，还具有抗氧化和抗癌作用。

（3）菊芋。菊芋，又称洋姜、鬼子姜，是一种非常有营养价值的食物，国外称之为"earth apple"，可译为地球苹果。菊芋中含有丰富的菊糖，可促进肠道有益微生物生长，是目前很多益生元产品的主要成分。研究发现：食用菊芋不仅可促进肠道有益微生物增殖，还有助于提升免疫力，预防代谢性疾病。同时，菊芋还含有丰富的维生素 B1 和钾，有助于提升大脑和肌肉功能。

（4）香橙。橙子中含有大量抗氧化剂、微量营养素和促进健康的特性，在保持健康方面同样有效。事实上，橘子的营养成分中含有大量的纤维、维生素 C、叶酸、硫胺素和钾，都是人们一整天所需要的。橙子热量低，但含有大量的纤维和维生素 C，以及其他重要的维生素、矿物质和矿物质。

（5）雪莲果。雪莲果的外形与红薯非常相像，含有大量的纤维，富含菊糖、低聚果糖和多酚类益生元。其中的益生元不仅能促进有益菌增殖，还具有抗氧化作用，能减少便秘、提高免疫力、增强矿物质吸收，调节脂肪代谢。

# 微量元素：肌肤健康不可或缺

人们将未达体重0.01%的元素归为微量元素，其中碘、锌、硒、铜、钼、铬、钴、铁等八种微量元素对维持人体的生化代谢至关重要，称为必需微量元素。这些元素的含量虽小，但都有各自的作用，比如：蛋白质合成、蛋白质转运、细胞调节等均离不开微量元素。

### 1. 铁

铁是人体造血的重要原料，人体如果缺铁，就会引起缺铁性贫血，颜面变得苍白，皮肤失去光泽，失眠健忘，肢体疲乏，思维能力差……含铁丰富的食物有：猪肝（及各种动物肝脏）、海带、芝麻酱、黑豆、黑木耳等。

### 2. 锌

锌是人体内多种酶的重要成分之一，能防止皮肤干燥。锌在眼球视觉部位含量很高，缺锌的人，眼睛会变得呆滞，甚至造成视力障碍。含锌丰富的食物有牡蛎、海参、海带等海产品，以及瘦肉、核桃仁、松子仁、榛子、鲜枣、花生仁、葵花子仁等。

3. 铜

铜也是造血的重要原料，还是组成人体中一些金属酶的成分，能使皮肤细腻、头发黑亮，使人焕发青春，保持健美。人体缺铜，皮肤就会变得干燥或粗糙，失去弹性，头发也会变得干枯，面色苍白，抵抗力降低。含铜丰富的食物有动物内脏类、虾、蟹、贝类、瘦肉、乳类、大豆及硬果类等。

4. 碘

在人体内，碘的主要生理功能是构成甲状腺素，调节机体能量代谢，促进生长发育，维持正常的神经活动，维护人体皮肤和头发的光泽和弹性。碘缺乏，皮肤就会出现皱纹，失去光泽。含碘丰富的食物有：海带、海参、海鱼、紫菜、海蜇、海米、蛏、蛤、蚶等海产品。

5. 镁

镁在人体的主要作用是，激活体内一些酶（如肽酶、磷酸酯酶），维护皮肤的光泽度。当体内供应不足时，就会出现新陈代谢障碍，造成皮肤功能障碍，影响人体皮肤美感。含镁丰富的食物有：黄豆、蘑菇、红薯、香蕉、黑枣、红辣椒、紫菜、硬果等。

# 第五章
## 不同肤质的悉心保养

# 干性肌肤的保养要点

干性肌肤，其实就是人们常说的皮肤干燥。

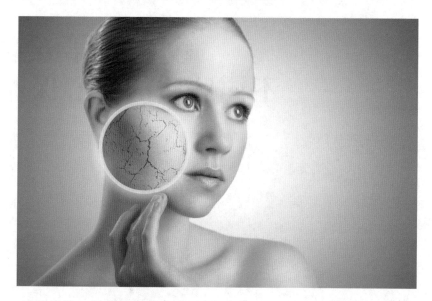

干性肌肤一般角质层的含水量低于10%，皮脂腺分泌量少，皮肤保护功能降低，对外界气候、温度变化等刺激比较敏感，容易出现皮肤干燥脱屑、敏感、瘙痒等现象，甚至容易出现皱纹。最明显的就是洗脸后出现紧绷的感觉。

## 1. 干性肌肤的特点和分类

干性肌肤毛孔细小，无油光，纹理细腻，易形成表情纹，尤其眼部及唇部四周最为明显，主要分为这样几类。

（1）缺水性干性肌肤。这类肌肤一般外部水分与皮肤油脂不均衡，导致皮肤油脂腺排泄异常，容易形成"外油内干"的结果。看到自己满脸油光就拼命控油，是不对的。因为强性控油产品和吸油纸只能临时去油，脸上没有油脂的维护，皮肤油脂腺会分泌更多的油脂来保护皮肤，没多久就会油光重现。

（2）缺油性干性肌肤。皮肤油脂腺排泄皮质较少，肌肤无法实时、充沛地锁住水分，就会变得枯燥，缺乏光泽，对外界比较敏感。选择护肤品时，不能只考虑补水，还要增补油脂。

2. 如何判断自己到底是不是干性肌肤

要想判断自己是否是干性皮肤，就要看看自己有没有以下情况。

（1）洗脸后不涂抹任何护肤产品，前额和脸颊部位就会出现紧绷感或皮屑。

（2）化妆时容易卡粉、不容易上妆。

（3）在空调房内或其他的干燥环境中，不使用保湿产品，面部会觉得紧绷、很干甚至有刺痛感。

（4）照照有放大功能的化妆镜，能看到脸上很少或几乎没有大头针尖大小的毛孔。

（5）使用皂类洁面产品后，觉得面部比较干燥。

（6）脸上很少出现阻塞的毛孔，比如：黑头、白头。

如果以上6点，如果遇到3点以上的情况，就属于干性肌肤。

3. 干性肌肤的日常护肤

最好根据季节变化使用不同的护肤品，一般来说，秋季季节要用一些更滋润的面霜来保湿，而且要坚持"两涂一抹"方式。

首先，用补水精华涂在脸上，软化干燥的角质层；

接着，用含有修复成分的保湿乳液均匀涂抹全脸，增强肌肤的营养；

最后，使用高保湿的面霜。因为它里面含有的油脂成分会形成一个保护膜，减少皮肤表面的水分蒸发。

那么，干性肌肤的人选择哪些成分的护肤品更好呢？

干性肌肤人群建议选择含有以下成分产品。

补水成分：玻尿酸，氨基酸、多元醇类、透明质酸、维生素 B5、卵磷脂、甘油等；

保湿成分：氨基酸、神经酰胺、大豆卵磷脂、乳糖酸、海藻糖、尿素等；

锁水成分：角鲨烷、植物油、凡士林、矿脂等。

4. 干性肌肤的正确保养

干性肌肤的保养要点主要有以下几点。

（1）正确洁面。如果你是干性肌肤，就不能频繁洗脸，否则面部会变得越来越干，正确的做法是：早晚各洗一次脸，使用中性或弱碱性的温和洁面产品，如果没去过较差的环境或没有化妆、涂防晒，最好使用清水洗脸。

（2）正确使用产品。洁面后，不要直接涂上面霜。虽然涂上保湿面霜，会让你觉得皮肤变得柔软有弹性了一点，但这只是角质暂时软化，皮肤并没有补水，没有达到保湿的效果。为了长时间保湿，在洁面后，应该先用爽肤水轻轻拍打面部，待保湿湿润后再涂保湿面霜。

（3）屏障养护。屏障养护类产品一般都以乳液和面霜的形式存在，搭配的产品可以是补水精华、乳液，外加锁水面霜。现在复合功效类产品很多，屏障养护和锁水可以简化到一个产品。角质层主要由神经酰胺、脂肪酸和胆固醇组成，因此要选择包含神经酰胺和其他皮肤所需脂肪酸的产品。

（4）锁住水分。常规锁水成分包含矿物油、凡士林、硅灵、蜂蜡等，非敏感性干性肌肤可以使用。如果是偏敏感的干性肌肤，为了减小堵塞毛孔的风险，要选择植物性的锁水成分，比如：可可脂、芒果脂、霍霍巴油等。不过，锁水能力比矿物油等传统锁水成分差一些，需要全方位保养配合。

（5）做好防晒。干性肌肤非常脆弱，敏感肌由干皮转化而来，出门之前一定要做好防晒。

（6）少去角质。干皮很容易出现白白的皮屑，非常影响美观。皮屑的出现并不是源于角质层太厚，而是因为缺水，因此不能盲目地去角质，否则只会让肌肤屏障破损更加严重，建议擦拭身体乳。

（7）随时补水。干皮护肤的核心是补水保湿，因此出门在外要随时补水。补水最快的方式是补水喷雾，轻轻一喷，不出5秒，肌肤就能瞬间满血复活。尤其是在办公楼上班的职业女孩，需要对着空调吹，夏天冷风，冬天暖风，皮肤很容易变成老腊肉，因此更需要随时补水。

（8）关注饮食。干性肌肤节制少，只要从饮食中摄取所需的营养素即可。

（9）其他注意事项。①用温水洗脸，否则会伤了脸，尤其是干性肌肤更不能用高温烫水洗脸，否则受伤程度比油性皮肤更大。②不要长时间在高温下桑拿或泡澡，否则会加速皮肤水分散失，伤害皮肤屏障。③选择柔软天然的床上用品，棉和真丝就不错。④在干燥地区居住，可以购买一台家用加湿器。

# 油性肌肤的保养要点

天气回暖，面部就会开始反光；打完电话，手机屏就会变得油腻腻；每天都在使用吸油纸，晚上睡个觉，还希望枕头别被油浸透……油性皮肤着实让很多人感到苦恼。

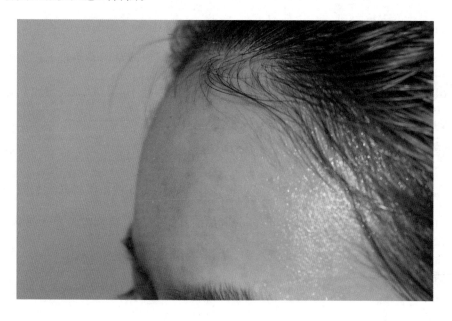

油性肌肤也称多脂型皮肤，多数都出现在中青年和肥胖者身上。这类皮肤的角质层含水量约为 20%，皮脂腺分泌活动旺盛，皮肤表面皮脂较多，外观油腻、发亮、易黏附灰尘，毛发亦油亮，皮肤毛孔一般较粗大，肤色较深，但弹性好，不易起皱，对外界刺激比较耐受。

### 1.造成油性肌肤的原因

之所以会出现油性肌肤，主要有以下几个原因。

（1）气温回升。皮脂腺的活跃程度和温度有关，夏季气温是一年之最，脂分泌也就相对增多，所以夏季比其他季节肌肤更容易出油。

（2）长时间吹空调。夏天天气炎热，很多人都喜欢吹空调。这样做，虽然可以凉爽一些，但冷空调会带走空气中的水，让肌肤缺乏水分，而皮肤的自我调节能力，会分泌过多的油脂，导致面部出油。

（3）长时间晒太阳。长期晒太阳不涂防晒霜，会让肌肤越来越油。主要原因在于，首先紫外线会引起肌肤氧化，从而缺失水分。其次，经过阳光的高温直射，面部会闷出油脂。

（4）频繁洗脸。只要发现面部出油，有些人就会立刻洗脸，这样的事情多了，皮肤会变得越来越油。因为洗脸不仅会带走油脂，也会带走面部水分，皮脂腺为了保护肌肤，便会产生更多的油脂。

### 2.油性肌肤的认识误区

为了让面部清爽些，很多人都在护肤上下了很大的工夫，以至于走入了误区。

（1）皮肤类型是天生的，后天改不了。有人说，不管是油皮还是干皮，为了保持最佳状态，只要改变皮肤类型即可。也有人说，我们并不能改变皮肤类型，最多只能缓解。其实，皮肤类型会随着年龄的增长而改变，年龄越大，皮肤出油量越少，有不少中老年人甚至会从油皮变成干皮。

（2）皮肤越油，越要多补水。有人认为油皮就是缺水，缓解油皮的关键就是保持水油平衡，所以皮肤越油，就越要多补充水分，从而达到平衡。其实，过度补水可能导致皮肤过度水合，让屏障功能变弱，严重时还会导致肌肤损伤。

（3）用吸油纸，会导致毛孔变大。有些人认为，吸油纸是油皮救星了，只要轻轻在脸上一按，皮肤状态就能好了一大半，但使用这种东西，会导致毛孔越来越大、越用越油。这种说法并不科学。吸油纸是利用自身材质特性，与油分子结合来达到吸油目的，一般情况下，只要不在皮肤上用力揉搓吸油纸，就不会对皮肤造成伤害，更不会越用越油。

（4）不能用乳液和面霜。乳液和面霜，可以帮助皮肤保湿维稳，油皮同样需要使用；任由皮肤暴露在外，可能加重缺水状态，加速皮肤分泌油脂，变得越来越油。为了达到保湿不油腻的目的，可以选择以水性保湿剂为主、更加轻薄的植物油脂或硅油。

（5）最好将脸洗到干涩绷紧。有些油性皮肤的人认为，洗完脸后的三分钟最爽，尤其是洗到干涩、紧绷，整个人都会觉得焕然一新。其实，洗到干涩确实能帮助皮肤去油，但洗面奶只能在一定程度上将表面油脂洗掉，并不能使皮肤出油量减少。多次这样操作，很可能会破坏油脂保护层，让皮肤变得敏感。

### 3. 改善油性皮肤

要想改善油性皮肤，就要从以下几方面做起。

（1）控油。油脂分泌过多，首先就要控油，选择比秋季清洁力度稍好的洁面乳，能保证面部清洁得干净，以免油脂堵塞毛孔长出粉刺和痤疮。

（2）清洁。对于油性皮肤来说，频繁冲洗甚至深层清洁，反而会让皮肤越来越油；从皮肤角度来看，一旦皮肤表面的油被洗掉，就给皮肤传递了一个信号：现在缺油了，皮肤可能要干燥。于是，皮肤就会立刻安排油的生成和分泌，于是很快皮肤表面又会变得油光可鉴。所以，如果你是油性皮肤，洗脸就不要太频繁，也不要过度清洁，正常情况下，一天两次足够，即使使用洗面奶，泡沫停留在脸上的时间也不要超过 5 秒钟。同时，还要使用温和的洁面产品，以免刺激皮肤产生更多的油分。

（3）补水。在水油不平衡的状态下，就需要为肌肤补充水分。

①随身携带补水喷雾。肌肤大量出油，可用纸巾轻轻沾去过多油脂，随后用喷雾为肌肤补充水分；在空调房里，肌肤会大量失去水分，要随时为肌肤补水。

②使用补水面膜。每周使用 2~3 次面膜，每次 15~20 分钟；频繁使用或一次使用时间过长，会造成肌肤过度水合。

③多喝水。多喝水，才能给身体补充水分，由内而外保证肌肤水分充足。

（4）避光。首先，出门要带上防晒工具，比如：遮阳伞、遮阳帽、墨镜等；其次，为了避免肌肤在阳光下暴晒导致肌肤过度氧化，失去大量水分，从而导致肌肤泛油，要记得涂抹防晒霜。

# 中性肌肤的保养要点

　　中性皮肤也可称作正常皮肤，是多数人追求的理想皮肤类型。其皮脂分泌和水分含量基本保持均衡，角质层皮脂与含水量相宜，角质层含水量达 20% 以上，pH 值为 5~6.5，中性皮肤多见于青春期前的少年男女。

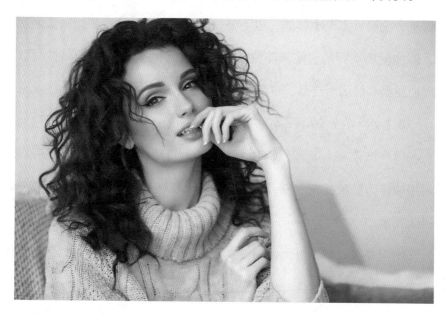

1. 中性肌肤的特点

　　这种肌肤看起来非常健康，非常完美，手感细致平滑，没有明显的粗毛孔性状，也没有小痘痘，皮肤也不会泛着油光，面部感觉很清新，不油腻也不暗淡，皮肤细腻；皮脂腺和汗腺的分泌量均衡，无明显干燥区和油腻区；能适应季节的变化，比如：夏季皮肤会分泌较多的皮脂和汗腺，皮肤就会觉得湿润、清香、油性；冬季分泌较少，皮肤就会稍感干燥，趋向干性。此外，面部皮肤洁白红润，较耐晒，不容易出现皱纹，对外界刺激不太敏感，皮肤无明显瑕疵。

2. 中性肌肤的日常护理

中性肌肤具有出色的自修复和自调节能力，让很多人盲目地以为可以使用更大范围的护肤产品，常常忽略皮肤的真实感受，造成皮肤健康的流失。要想维持良好的中性肌状态，离不开科学护理，不能因为本身的肌肤状态良好，就忽视了对肌肤的保养，否则会加速肌肤的衰老。因此，中性肌肤的日常护理关键点如下：

（1）明确自己的肌肤特征。每个人的肌肤都有属于自己的特征，这些特征都是由细胞能力和细胞间的协作方式决定的，而决定细胞能力的则是细胞基因。基因存在各种特征，这些特征会影响细胞的各种能力，例如，防晒基因缺陷的人群，肌肤细胞的防晒能力就会比正常值低，在相等的日照光线下，更容易出现细胞损害，形成光老化。中性肌肤只是肌肤由新生到衰老中的一种过程体现，只有准确了解肌肤隐患，才能确保肌肤的能力。

（2）了解不同年龄段的细胞状态。在不同的年龄周期，危害肌肤的因素也会有所不同：青年期，肌肤的自修复和自调节能力最强，分泌能力和代谢能力都较为旺盛，只要做好清洁和产品养护即可。随着年龄的增加，分泌能力和代谢能力会逐渐趋于平稳（或早衰），细胞的活性也会随着环境的变化而逐渐降低或处于睡眠状态，只有恰当地激发细胞活性，才能更好地维系肌肤的内外平衡状态。而只要准确掌握了细胞的状态，就可以选择恰当的方式进行调节，在产品选择方面也更为准确，避免因为护理不当造成的肌肤功能损伤。

（3）抓住调节周期。在时间轴线上，皮肤每时每刻都会出现不同的变化，根据这些变化规律，搭配合理的护肤方式，就能起到事半功倍的效果。皮肤的油脂分泌大约是 8 天一个循环；皮肤角质层细胞的更替周期，平均 28~30 天一次；皮肤水分利用和代谢，大约每天 1~2 升。抓住肌肤周期的调节节奏，也掌握了保持肌肤平衡的科学方法。

（4）改善饮食结构。肌肤每时每刻都在消耗营养，机体能给肌肤的营养非常有限，随着年龄的增加，这种营养的供应会更显不足。通过饮食弥补肌肤营养，需要时刻注意肌肤的营养需求。在不同年龄阶段、不同的季节，肌肤所需的营养都会有所不同。饮食营养是弥补肌肤营养的基础，在不同的肌肤变化阶段，要随时调整饮食营养结构。

（5）建立内外兼修。各类肌肤问题都与机体的各种调节息息相关。不同器官的问题，都可以通过肌肤表现出来。所以，定期进行机体调理，对于维持肌肤的健康，有着不可估量的作用。在机体运行中，总会有代谢垃圾没被清理干净，长时间堆积，会降低造成功能细胞的活性，加重代谢垃圾的堆积，从而带来血液循环、营养吸收、代谢调节等改变。这些问题，都会一一在皮肤上呈现出来。

# 敏感肌肤的保养要点

敏感性皮肤在生理或病理条件下会发生一种高反应状态，主要发生在面部，出现灼热、刺痛、瘙痒和紧绷感等症状，有时候还会伴有红斑、白皮皮、毛细血管扩张红血丝等情况。这种状况的出现，通常是由于皮肤的屏障功能受到损伤，例如，频繁更换护肤品、过度接受激光治疗、皮肤护理方式不适当等，只要皮肤的屏障功能恢复，这些症状就可以消失。

## 1. 皮肤为什么会变成"敏感皮肤"

近年来，面部敏感皮肤的人数逐渐增加，原因有很多，比如：过度清洗、过度搓揉、使用化妆品不当、环境污染、不健康的生活方式等。这些因素都会对皮肤的自然生态造成破坏，让皮肤屏障受损，使皮肤变得敏感、易受刺激。

皮肤结构非常复杂，最外层是角质层，上面有一层乳化膜，被称为皮肤屏障。清洗皮肤时经常使用碱性香皂或洗面奶，使用各种化妆品、色素、香料等，就会破坏皮肤屏障，使皮肤变得敏感而干燥。

## 2. 敏感肌肤日常护肤指南

敏感肌肤，日常护理要点如下。

（1）温和洗脸。毛孔内的污垢是过敏发炎的祸首，"适度清洁"是敏感肌肤的保养重点，但千万不要洗过头，否则会迫害皮脂层，让皮肤变得更加容易过敏。因此，护肤品选择的正确方式应该是：①选择质地温和的洗面奶，最好是天然成分。②产品中不能含有去角质成分，也不能用会发热的洗面奶。③卸妆时，最好用乳液状的卸妆品。正确的使用方法为：首先，把洗面奶搓起泡沫，再开始洗脸。接着，用毛巾轻按干，不能来回猛搓，敏感发作时，最好换条新毛巾。然后，早晨用清水洗脸，晚上先用"乳状"卸妆品卸妆，再用洗面奶洗脸。

（2）抗敏保湿。"保湿"是敏感肌肤的保养重点。抗敏感乳液含水量较高，比乳霜更能安抚敏感肌肤，有助于肌肤调整饱水度，增加抵抗力。护肤品选择的正确方式应该是：①标有"gentle（温和的）、mild（轻微的）、sensitive（敏感的）"的产品，是专为敏感肌肤而设计的，可放心使用。②"草本或海洋"等天然萃取成分，有舒缓作用，可以使用。正确的使用方式为：①冬天或温度比较低时，乳液显得比较浓稠，要先用手掌温一下再使用。②把乳液稍微抹开，用手指轻弹在脸上，不要为了降低敏感肌肤的压力而用力涂抹。

（3）爽肤调节。化妆水，可以镇静敏感的肌肤、整理肌理纹路，平衡洗脸后肌肤ＰＨ酸碱值。选择化妆水的要点如下：①有镇静、保湿等功效，最好含有洋甘菊、芦荟或金盏花等成分。②避免酒精和酸类成分。具体使用方法是：①棉絮会让敏感肌肤不舒服，最好选用不织布化妆棉或直接用干净的手涂抹。②用涂满化妆水的双手，由内向外温柔按压。

（4）防护隔离。没做好防晒，也会造成紫外线物理敏感，尤其是已经发炎的敏感肌肤，更不能暴露在阳光下。

选择护肤品的要点如下：选择敏感肌肤专用的防晒品，含有抗过敏成分，质地越清爽越好。具体使用方法为：①早上脸上凸起的部位多涂一层，先薄薄涂一层均匀按压，较高部位的鼻子、颧骨再加涂一层，下午再涂一次。②如果需要外出，在外出前就要涂一次，涂前先用面巾纸吸掉油分和脏污。

（5）保湿抗敏的舒缓面膜。面膜具有密闭的保湿效果，最好一周使用两次，不仅能增加皮肤水分，也可舒缓红热不适的现象。

3. 敏感肌肤的保养要点

如果你是敏感肌肤，就要做好以下几点。

（1）不能去掉角质。角质薄和角质损伤是造成敏感的主要原因，因而保养的首要原则就是维护角质不受伤害。首先，清洁时不要用力过度；其次，不要选用皂性洗剂，远离磨砂膏、去死皮膏等产品。

（2）日常加强防护。敏感性肌肤的表皮层较薄，无法抵御紫外线的伤害，容易老化，如果你是这种皮肤，就要合理使用防晒产品。不过，最好不要将防晒产品直接涂抹在皮肤上，要先擦上基础保养品，再涂抹防晒产品。

（3）要加强保湿。浅薄的角质层一般都不能保持足够的水分，无论是在夏天的空调房中，还是在冬天干燥的气候中。具有这种肤质的人，更容易敏锐地感觉到皮肤缺水、干燥。在日常保养中，不仅要使用含保湿成分的化妆水和护肤品，还应定期做保湿面膜。

（4）不能过分滋养。现代的化妆保养品，强调的是高效性，要求其活性成分必须能够透过皮肤、作用到皮肤深层。对于敏感性肌肤而言，高浓度、好效果就是高风险、高敏感。因此，这类皮肤的人在使用保养品（尤其是精华液之类高浓度的活化品）时，应将其稀释一半后再使用。

（5）减少对皮肤的刺激。敏感性肌肤不适合使用疗效性太强的产品，最好使用不会给皮肤增加负担的非疗效性产品。皮肤一旦出现干燥、脱屑或发红等状况时，说明皮肤健康状况已亮起红灯。

# 第六章
## 各年龄段的肌肤保养

# 18~25岁：补水保湿最重要

18~25岁，我们的肌肤最水嫩，这时候最重要的是做好基础保养。

## 1.18~25岁的皮肤特征

18~25岁的人，皮肤主要表现为以下几个特征。

（1）有活力，代谢快，皮肤有光泽，弹性十足。18~25岁，正是人体各项机能的黄金巅峰时期，皮下组织健康，身体各项机能运转良好，新陈代谢快，皮肤光泽和弹性是其他年龄段不可比拟的。这是这一年龄段独特的优势。

（2）看书和电子产品时间长，用眼过度，眼部色素堆积。18~25岁的人群，因为学习压力、晚睡、过度使用电子产品等生活习惯，通常会导致眼部干涩，眼周黑色素堆积形成黑眼圈和细纹。因为新陈代谢快，很多不好的习惯和小问题都容易被忽视。一旦养成不良的生活习惯，即使是再良好的身体机能和新陈代谢能力，都会使小的皮肤问题不断积累，而年龄增长、身体机能下降时，这些问题都会爆发出来。

（3）激素分泌高峰期，皮肤易长痘和小雀斑。18~25岁是性激素分泌的高峰期，会带来一系列的皮肤问题，比如：长雀斑，长痘。雀斑跟遗传有很大的关系，日光照射和紫外线会使得黑色素沉淀，加重雀斑颜色和数量。儿童时期面部就可能出现雀斑，随着年龄的增长在青春期达到高峰，中年以后就不明显了，但用药物或护肤品都无法根除。另外，日光照射越多，雀斑越明显，一般冬季雀斑较淡，夏季颜色较深，因此一定要做好防晒工作。如果雀斑颜色较深，可以做好淡斑和防晒护理，雀斑严重者可去医院选择激光或者强脉冲光治疗。在这个年龄段，长痘是必然的，为什么有人疯狂长痘，有些人长得少呢？这跟激素水平有关，跟皮肤清洁习惯有关，跟基因有关，跟作息和饮食习惯有关。

（4）缺乏护肤常识和意识，易忽视各种小问题。在这个年龄段，大部分人不具备护肤的常识和意识，导致皮肤问题隐患或直接导致皮肤问题。因为缺乏护肤常识，人们就容易使用错误的护肤方法，比如：用醋洗脸，过度清洁，自制功效面膜（美白面膜、祛痘面膜）等。多数人都搞不清为什么皮肤明明很油皮肤却仍然缺水。正是因为缺乏护肤的意识，才会出现不重视防晒皮肤变黑，不注意生活习惯经常油光满面、爆痘，不重视痘痘恢复导致痘痘消退后形成痘印痘坑等问题。

2. 补水保湿最重要

这个年龄段是肌肤状态最好的时期，肌肤水嫩有弹性，平时护肤，只要注意补水保湿就行。但由于处于青春期，油脂分泌比较旺盛，洁面重点可以放在控油这一块，每天晚上用温和型洁面产品给肌肤做清洁，洁面的时候使用温水，可以去除脸上多余的油脂，不要使用过热或过冷的水，以免刺激到皮肤，最佳的水温应接近于人体体温。

如果你是油脂型皮肤，需早晚使用泡沫冻胶或生物矿泉水香皂洗面，不仅可以去掉面部污垢，还能防止细菌滋长。当然，最好每星期做一次面膜除垢；为了不让面部显得油亮，可以使用控油的面霜；如果你的皮肤细腻而易受伤，可选用奶类或滋补面霜，晚上也能使用少许植物香精类面霜；要增强干燥皮肤的营养，可用乳油木香类面霜和水化物面霜。

3. 做好日常护理

（1）认真洗脸。不洗脸，油脂就会堵塞毛孔，导致黑头、粉刺、痘痘等问题，处理不当，还会留下一辈子的印迹。所以，早晚再忙，也要好好洗脸。

（2）不过度清洁。什么是过度清洁？比如：一天洗很多遍脸，用很热的水洗脸，长期用皂或皂基的洁面产品……过度的清洁让皮肤表面的皮脂丢失，皮肤感觉不到皮脂会分泌更多皮脂，很多成人的"大油田"都是这样造成的……过度清洁还会让皮肤屏障减弱，长期下来，会形成红血丝、刺痛、容易过敏等症状。

（3）少用控油类和收敛类产品。有些该年龄段的人，知道自己油脂分泌旺盛，为了收缩毛孔，清洁后会再使用控油产品，其实这样做并不好。控油类产品确实能取得短期的使用短期，但这是一种强行抑制皮脂腺功能的做法，皮肤为了进行自我保护，就会出现更严重的过度分泌现象，后期停用控油产品后，皮肤会越来越油。同时，也不要使用收缩毛孔的产品，皮脂腺大量分泌的油脂只能通过毛孔排出，收缩排出的通道，油脂就容易排不出去，继而堵在毛孔里，出现更严重的黑白头、痘痘等问题。

（4）改掉以往的坏习惯。如果以前的你喜欢抠痘痘，以后就不要乱抠了，如果想抠，一定要将手指洗干净，抠完后还要洗脸补水。如果有相对浅层的坑或痕，可以使用胶原蛋白浓缩液（精油类）。

（5）正确使用洗面奶。可以用平衡类洗面奶，但是不能过度依赖；建议使用氨基酸的，过分清洁会加重皮肤的负担，要换成温和的氨基酸洗面奶。

（6）重视防晒。使用防晒霜，不要用太油的，否则会加重皮肤的负担。最好纯物理防晒，平时戴帽或撑伞即可，但如果哪天真的觉得晒太多，当晚一定要使用晒后修复产品，比日后显黑了再补救好很多。

# 25~30岁：开始预防皱纹的产生

从25岁开始，我们的肌肤状态就会进入停滞期，并逐渐走向下坡路，比如：皮肤表面会出现短暂性的干燥，水油分泌逐渐失去平衡，以前使用效果不错的护肤品，忽然失去效果了，有些皮肤还会出现黯沉或干纹。这时候，如果不重视保养，就会出现第一道细纹。

皱纹是女性的天敌，也是"视觉年龄"背后最大的推手。25岁之后，肌肤胶原蛋白会以每年1%的速度流失，皱纹则会悄无声息地降临，等到皱纹肉眼可见地爬满脸部，再来抗皱，时间就有点晚了。因此，想要拥有更年轻的"视觉年龄"，延缓皱纹的到来，尽早抗皱是关键。

1. 静态皱纹和动态皱纹的区别？

（1）静态皱纹。面部没有任何表情时，就可以看到这种静态皱纹，其出现通常都与年龄增大、肌肤衰老等有关。它的形状比较明显，会对颜值造成重要影响，出现眼睑纹、法令纹、嘴角纹、颈纹等，即使使用护肤品、进行按摩，也很难得到改善。

（2）动态皱纹。当面部表情出现时，表情肌肉就会收缩牵引，进而让表面皮肤出现皱纹，这就是动态皱纹。它们的出现主要源于面部表情肌的长期收缩牵拉，比如，经常大笑、大哭等，就容易出现鱼尾纹、抬头纹、川字纹等。不过，这类皱纹出现后，会随着年龄增长，会逐渐加深，甚至转变为静态皱纹。

2.皱纹形成

与皱纹的形成关系密切的是真皮层。

真皮纤维由结缔组织细胞和基质组成。皮肤的坚实和弹性主要由真皮所决定，真皮主要的纤维结缔组织包括胶原纤维、弹性纤维和网状纤维。

真皮是皮肤的支撑组织，它的细胞也就是成纤细胞，主要负责胶原及弹性蛋白纤维的生成。胶原纤维会形成一个密集的网状结构，维护皮肤细胞组织和抵抗力，而更细的弹性蛋白纤维则会使皮肤柔软而具有弹性。胶原纤维与弹性纤维的数量会随着皮肤的老化而减少。

（1）自然老化。随着年龄的增长，真皮层纤细胞数量会逐渐减少，合成胶原能力的下降，弹性纤维网就会发生卷曲、松弛、失去弹性，致使表皮层松弛，形成细小的皱纹。同时，纤维束变粗后，使皱纹深度就会加重。随着皮下脂肪的减少，皮下组织中连接网状真皮下部的内含物质就会增多，一旦弹性纤维的弹性下降，就会出现细小皱纹。

（2）紫外线。紫外线会直接造成胶原纤维的退化。长期工作在阳光下，皮肤就会变得黝黑，还容易出现皱纹。因为紫外线会使弹力纤维变形，出现增粗、扭转、分叉等情形，使弹力纤维变形呈团块状堆积，让皮肤变得松弛，经过过度伸展，就会出现裂纹。

（3）面部表情。面部表情出现时，会带动眼部、嘴部、下巴等处的变动，有些动作做得次数多，就容易引发问题。比如，眼部周围依然有22 块肌肉，但皮肤非常脆弱，厚度只有 0.5mm，干燥速度是其他部位的 2倍，每天眨动 1 万次，就容易出现皱纹。再如，嘴唇周围的皮肤缺乏皮脂腺，特别薄，嘴唇不停地运动，也容易产生皱纹。此外，在地球引力的作用下，还容易出现眼袋与双下巴。

（4）不良习惯。习惯性的不良面部动作也会加快皱纹的形成，比如：喜欢沉思或脾气暴躁的人，额头眉间的皱纹就比较多；感情丰富、爱哭爱笑者，鱼尾纹一般都比较多。

3. 如何预防皱纹？

为了预防皱纹，就要从以下几方面做起。

（1）仰面睡觉。身体侧向一面或趴着睡觉，面部就得直接与枕头接触，长时间保持一种姿势，脸颊和下颚处就容易生长出细纹。而仰面睡觉，不仅不会长细纹，颈部也会在拉伸作用的影响下，阻碍皱纹的产生。

（2）别总眯着眼看东西。有些人虽然是近视眼，但不佩戴眼镜或佩戴的眼镜不舒适，为了看清东西，只得眯起眼睛，这时候眼周围就会长出小皱纹。因为，为了保护眼睛，就要佩戴舒适的眼镜，眼睛就不必担心因为强光或视物不清而眯起来。

（3）时刻注意防晒。皱纹的出现跟日晒和遗传有关。如果是遗传，就没什么改善的办法了。而如果整天晒太阳，在紫外线照射下，皮肤就容易变老，所以，抗衰老就要从防晒做起。

（4）做好肌肤保湿。皮肤保湿是女人皮肤一辈子的课题，保湿是保养的基本所在，更是肌肤美丽的源头。

### 4.去皱的方法

要想去皱，可以采用以下方法。

（1）用正确方法洗脸。要想预防皱纹的出现，日常洗脸时就要注意水温、清洁产品、手法等，这也是皮肤保湿的基础。首先，不要直接用冷水洗脸，或用很热的水洗脸，最好使用温水，让毛孔充分张开，皮肤天然保湿油分也不会过分丢失。

（2）找到合适的护肤品。要认清自己的肤质，了解肌肤的问题和特点，选择适合自己皮肤的日常护理产品。

（3）定期皮肤深层护理。为了让皮肤保持皮肤水润度和弹性，要根据自己皮肤变化情况定期为它做护理。

（4）按摩护眼周。按摩，也是抗皱的好方法。平时可以按摩眼部、面部、唇部、颈部等部分穴位。当然，也可以重温儿时的眼保健操，简单易学，可以很好地保护眼睛。

# 30~40岁：预防肌肤光泽消退

到了这个年龄阶段，皮肤不再像过去那样柔滑细致，虽还没有变得粗糙，但肤色已经变得不均匀，睡醒时脸颊上还会出现"压痕"。此外，毛孔开始变得明显、粗大，角质层容易积聚到表皮上。因此，在该年龄阶段，关键就要预防肌肤光泽的消退。

### 1. 从原因入手找到解决办法

（1）阳光照射型暗沉。太阳照射皮肤时，紫外线会激活肌肤中的黑色素细胞，经过酶的转化，黑色素细胞就会生成黑色素蛋白，酶失去活性，之后被转移到角质细胞中，长期积累，皮肤就会变得越来越暗沉。因此，一年四季，无论是晴天还是阴雨天气，出门之前都要涂抹防晒霜，尤其是夏天紫外线比较强，不仅要涂抹防晒霜，还要带把遮阳伞。

（2）熬夜压力型暗沉。众所周知，夜晚是皮肤自我修复的黄金时期。正常睡眠时，皮肤细胞在自我运转代谢，经常熬夜，新陈代谢就会受到阻碍，毒素不能及时排出体外，皮肤就会出现暗沉发黄、粗糙等情况。如果没有重要的事情，尽量不要熬夜，每晚10点休息；睡前做好护肤，调理肌肤水油平衡。

（3）皮肤缺水型暗沉。皮肤缺水，也会引起皮肤老化，变得暗黄不通透，影响到自我修复功能，新陈代谢减慢，黑色素会脸上慢慢沉淀。因此，为了从根本改善肌肤暗沉发黄等问题，每天都要做好保湿和补水等基础护肤工作，为了保证皮肤水分充足以及新陈代谢通畅，最好每星期做2~3次补水面膜。

（4）缺乏营养型暗沉。这种不是真正的皮肤暗沉，而是因为气血不足导致的脸色暗黄，尤其是女性，很容易出现贫血。脸上缺少血色，气色自然就不会好。因此，要补充营养，多吃一些红色食物，比如：红枣、枸杞等。

（5）清洁不彻底型暗沉。洗脸时，没有做到深层清洁，化妆品和废旧杂质还残留在皮肤上，长期堆积，就会产生肤色不均匀、皮肤暗沉等情况。建议：正常肌肤每周做一次去角质，比较薄的皮肤半个月做一次即可；洗脸要清洁每一个角落；化妆，要先卸妆再洁面，做到皮肤的彻底清洁。

（6）糖分过多型暗沉。摄入过多的糖分，也会产生皮肤暗沉的问题。摄入过多的糖分，消耗不了的糖分与皮肤中的蛋白发生糖化反应，会让皮肤蛋白变成褐色，导致皮肤变黑变暗，甚至出现痘痘。为了戒糖，就不能过多地摄入糖分，偶尔吃一次蛋糕等即可。

### 2. 给予肌肤充足的水分

想要让皮肤变亮并不一定全靠美白，给肌肤充足的水分，就能让光泽从肌底透出来。

第1天，扫清吸收障碍

肌肤之所以会变得黯黄无光，角质层上的角质太厚是一大原因，因此在正式开始做亮肤护理之前，要打通肌肤的吸收通道，清理多余的老废角质。春夏季节，面部肌肤新陈代谢的速度加快，很容易出油或出汗，为了清理这些脏东西，可以使用角质洁面膏或去角质膏。

第2天，大量补充水分

面部肌肤去角质后，第二天会很缺水，需要大量补水，这时候可以用保湿面膜或含有透明质酸的保湿化妆水来湿敷面部；睡前，也可以贴张面膜来加强护理。在水分的滋润下，角质层就被变得充盈起来。

第3至5天，美白护理

前期准备做好后，接下来的三天才是亮肤的关键时间，这时候完全可以将美白精华液当面膜来用。具体方法是：首先，用美白化妆水浸湿化妆棉；然后，将同款美白精华液倒在化妆棉上，湿敷在脸上。连续做3天，就能取得显著的效果。不过，为了减少刺激，要选择与精华液同系列的美白化妆水。

第6至7天，持续保湿护理

要让肌肤有光泽透出来，就要注重补水，因为只有当角质层充满水分的时候，才会反射出更多的光线，肌底的黑色素和黯沉才会变得不明显，因此，一定要重视补水工作。

3. 养成好的习惯

要想不让肌肤失去光泽，就养成好的生活习惯，比如：及时补充水分，促使细胞活动；睡眠充足，不熬夜，提高睡眠质量；睡前一杯牛奶；西红柿含有丰富的谷胱甘肽，每天吃一个西红柿，可以抑制黑色素或淡斑；喝自己打的豆浆，加点核桃、红皮花生等食材，让皮肤会变得细腻又光滑；

坚持运动，加快身体的新陈代谢，皮肤就会变得紧致细腻；坚持泡脚，也可以加快身体的新陈代谢。

# 40~50岁：增加肌肤养料

40岁以后的女人，上有老下有小，工作压力大，精神内耗大，很容易引起内分泌失调，出现闭经、性欲下降等问题，而过度减肥的女性就更糟糕。激素平衡失调，皮肤就容易脱水，继而面部开始变得松弛，因此该阶段给肌肤增加养料是重点。

## 1. 多做有氧运动

女性进入四十岁后，肌肉和关节容易出现僵硬和疼痛的现象，做些有氧运动，可以缓解这些症状，比如：参加芭蕾舞、普拉提、瑜伽、太极、游泳、简单基础的伸展练习和力量训练，增强核心肌肉群的力量，让脊柱和身体更稳定，提高身体姿势的美感、平衡性、协调性、柔韧性和肌肉力量。如果没时间去健身房，或经济实力不够，或家中空间太小，也可以将厨房作为锻炼的场所，比如：快走、慢跑、骑脚踏车、游泳与跳舞，刺激血液循环到皮肤，使皮肤的胶原组织营养充足。

## 2. 增加皮肤养料

为了给皮肤增加水分和养料，可以使用防皱、补水和再生类面霜，每周至少进行 2~3 次乳清浴。为了防止鱼尾纹的产生，可以选用维生素 E 面霜和胶膜，同时有规律地进行按摩。蜂蜜中含有许多有效的抗氧化物质，其抗氧化功效高于维他命 E 和绿茶，因此可以吃点蜂蜜。吃点蔬菜水果，有利于大量维生素 E、维生素 B2 的吸收；坚持体育锻炼，保持平和的心态。每天睡眠不低于 6~8 个小时，可以消除肌肤的疲劳，使肌肤细胞的调节活动趋于正常，延缓肌肤的老化速度。睡前涂抹除皱晚霜与眼霜，让肌肤在夜间吸收足够的营养。使用温水洗澡，肌肤表面的油脂就不会被带走，肌肤就因缺少水分而提前老化。

3. 坚持以下这些小习惯，轻松变身美少女

女人到了四五十岁的年纪，肌肤中的胶原蛋白流失，各种色斑也见缝插针，让整个人的颜值大打折扣，所以要想拥有好的肌肤状态，有很多小习惯是不能忽视的。

（1）每天用洗面奶洁面。一天不洗脸，整个人看上去就像没精神似的，那是因为脸上还有一些污垢，不洗脸，污垢就会堆积，肌肤看上去就会显得很暗沉，所以想要拥有好的肌肤状态，每天早上就要用洗面奶洗脸。对于洗面奶的选择，要看自己的肤质，干皮就选择滋润度好一些的；油皮，就选择有一定控油效果的；如果是敏感肌，选择洗面奶的时候就要看它的成分是否天然。

（2）做好基础保湿工作。四十岁的女人肌肤加速衰老是常态，所以要重视肌肤的基础保湿工作，因为只有保湿做到位了，后续上妆才能更加服帖，也能让肌肤变得更加水润。对于基础保湿的方法，可以根据自己的喜好来选择，比如：定期敷面膜或做一些湿敷，也可以随身携带一个补水喷

雾，觉得肌肤干燥就喷一下，补水效果非常好。

（3）眼霜是不可替代。女人到了四十岁，眼部肌肤会明显松弛，如果不用眼霜，一开始可能感觉没啥变化，久而久之，眼部肌肤就会爬满皱纹，整个人看上去显得衰老很多。对于眼霜的选择，可以多尝试几款，最后选择一款最适合自己的坚持用下去。

（4）重视卸妆，不能偷懒。40多岁的女性也要活出自己的风采，化一个美美的妆，出去跟朋友享用一个下午茶，这样的生活真的很惬意。回家后千万不要偷懒，一定要在睡觉之前把脸上的妆卸干净。如果不卸妆，一些粉底液就会残留在肌肤上，一开始可能没有什么影响，但时间长了，就会损害到肌肤，尤其是过了40岁肌肤衰老的速度变快了许多，坚持卸妆也就成了一件必要的事情。

（5）注意防晒，不能忽视。无论多大年纪，都要坚持用防晒，因为紫外线对肌肤的伤害不分年龄。而且，40多岁的女性肌肤更容易长斑。市面上的防晒产品种类很多，但还是防晒霜的效果好一些。有些防晒霜的质地很轻薄，一点儿都不黏腻，上脸之后延展性很好，轻轻拍打一下，就可以被吸收。不要把年纪看得太重，只要活得开心比什么都重要。

## 50岁后：做好水分养料的补充和再生细胞的处理

到了50岁之后，皮肤的胶质和弹性蛋白质会逐渐减退，皮肤渐渐失去坚实性，皮肤很容易出现衰老的变化，如果你也出现了这些变化，说明你的皮肤在慢慢变老。

### 1.50岁后皮肤出现衰老的变化

50岁后皮肤会慢慢出现衰老的迹象。

（1）出现暗沉。皮肤变暗沉是皮肤衰老的信号之一，为什么这么说呢？主要是因为面部发黄，面部暗沉。皮肤暗沉不仅表现在，皮肤发黄发黑，更多地表现在皮肤肤色不均，有一块皮肤特别暗沉，有一块皮肤特别发黄，导致面部显得很浑浊，让整个人显得没精神，看上去脏兮兮的，显得没有气色。要想解决皮肤暗沉，就要找到皮肤肤色暗沉的原因，比如：防晒没做到位、有色斑。

（2）皱纹变深。很多人在20岁时就出现了皱纹，但没有重视，以至于到了50岁皱纹变得越来越深。有些人则觉得皱纹是每个人都会经历的衰老现象，不在乎，让皮肤变得更加衰老。皱纹变深的表现是，皱纹的幅度和深度变得更广更深，例如：普通眼角的小细纹慢慢发展成鱼尾纹，法令纹慢慢成为涵盖鼻基底到嘴角的"括号纹"。平时涂抹护肤品的时候做一些提拉动作，注意自己的表情，及时补水，就能很好地淡化皱纹。但对于已经稳固的皱纹来说，这些方法用处不大，但也能在一定程度上缓解，让皮肤不至于看上去皱纹多又干燥。

（3）变得粗糙。很多人都觉得皮肤细腻只跟年轻小姑娘挂钩，其实保养得好的中年人，皮肤也很细腻。皮肤粗糙的表现大致就是，皮肤很干燥，缺水或毛孔粗大，水油不平衡，一下子特别干燥，一下子出油特别多，皮肤的状态不稳定。解决皮肤粗糙的办法，除了坚持护肤外，还要保持良好的生活和饮食习惯。

（4）轮廓不清晰。过了 50 岁后，很多人虽然皮肤肤质很好，但一样能看出他的年纪，这是因为皮肤的轮廓开始变得不够清晰。皮肤轮廓不清晰，皮肤没有棱角感，五官也开始变得浑浊，面部变得圆润发胖，同时伴随着下垂的视觉感。皮肤没有棱角感且下垂，容易让人显得又老又胖，虽说胶原蛋白流失是一方面的原因，但日常保养没做到位同样也会导致这样的状况。要想让皮肤轮廓变清晰，一是要控制体重，另一个就是要做好面部消肿。很多女性都控制不住饮食，大吃大喝，整个人都变得发福圆润，这时候就要控制体重。

### 2. 50 岁之后如何维持好皮肤状态

随着年龄的增长，智慧和信心可能会增长，体内许多激素则恰恰相反。不过，年龄增长对皮肤带来的影响却能通过适当的护理加以缓解。

（1）正确清洁皮肤。清洁是皮肤护理的重要步骤，尤其是随着年龄的增长，皮肤会变得更加干燥，补水尤为重要，关键是使用适合干燥皮肤的清洁用品。最好选择补水的洗面奶，而不是泡沫或凝胶清洁用品，因为后者会带走大量的水分。

（2）一定要补水。绝经后，皮脂腺分泌功能下降，皮肤会变得更加干燥。所以，尽量选用质地浓稠的乳霜，为皮肤补充更多水分。同时，洗澡时水温不宜过高，时间不宜过长，并趁皮肤还湿润时涂上保湿霜，有助于锁住水分。

（3）注意防晒。这一阶段皮肤的天然保护功能会下降，最好选择防晒系数在30或以上的广谱防晒霜，并坚持每天涂抹。

（4）尽力减少皱纹。随着年龄的增长，某些激素水平的降低会改变皮肤的质量，使皱纹加重。如果皮肤干燥，皱纹会更加明显。所以，每天都要在脸上、下巴和脖子上涂抹保湿霜，并使用抗皱、紧致皮肤、使皮肤更加光泽亮丽的产品。

（5）对抗老年斑。绝经前后，面部、手部和胸部的老年斑看起来会更加明显。为了预防老年斑，每天都要使用防晒霜；如果已经出现了老年斑，可以用去角质产品去淡化它们。此外，美白祛斑产品有助于淡化斑点，爽肤水可以使肤色变得更加均匀。

（6）呵护好你的双手。50岁以后，手背肌肤会失去水分、胶原蛋白和脂肪，使血管更加明显，皮肤更加褶皱，皮肤也看起来显得很透明并瘦骨嶙峋。如果想减少手部皱纹，一要涂抹保湿护手霜，二要防止太阳直晒，三要戴着手套做家务或园艺。

（7）食用富含抗氧化剂的食物。胶原蛋白会使皮肤显得年轻、饱满、紧致，但随着雌激素水平的下降，其含量就会下降。要想强化肌肤，不仅要多吃富含抗氧化剂的食物，还要多吃色彩艳丽的水果和蔬菜。

（8）多吃大豆。大豆中含有丰富的异黄酮，在人体中起着类似雌激素的作用。异黄酮有助于改善与年龄相关的变化，如皮肤变薄问题。专家认为，每天摄入50毫克左右的异黄酮（大约84克豆豉），对50多岁的女性也有其他益处。

（9）寻求平衡。压力会使皮肤变得更干燥、更敏感，严重时还能触发银屑病等病症。另外，当你压力很大时，可能会顾不上做皮肤保养。所以，有压力时不妨试试瑜伽、冥想和其他减压方法来放松身心。

（10）多运动。运动不仅能增强骨骼和肌肉，还能从两个方面改善皮肤：首先，它能缓解压力；其次，它能促进血液循环，改善因年龄增长而导致的循环减缓的状态，获取到更多的氧气和血液后，肌肤就会显得更加红润而健康。

（11）睡美容觉。睡眠是身体重新充电的过程，充足的睡眠会使皮肤看起来更加光鲜靓丽，也有助于防止黑眼圈的形成。而缺乏睡眠对激素水平和新陈代谢的影响在很多方面与衰老相类似，所以每晚要尽量睡足7~9个小时。

# 第七章
## 一年四季话护肤

# 春季：认真呵护每一寸肌肤

《黄帝内经》讲到"故智者之养生也，必顺四时而适寒暑"，也就是说，养生要顺应四季特点。春季属四季中的阴中之阳，是阳气升发之初，万物开始复苏，正处于由冬季的肃藏向夏季的蓬勃转换的时候。因此，春季养生要顺应升发之性，伸展筋骨，适度运动，多呼吸新鲜空气，但对皮肤是一个严峻的考验，需要用心呵护。

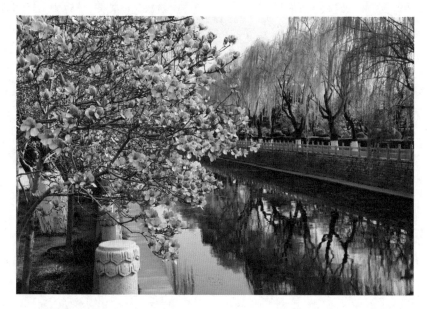

## 1. 春季皮肤特点

初春乍暖还寒，正值好春光，百花始放，正是出游的好时机，而花粉、孢子等致敏因子变多，飘浮在空中，且春季多风，风性善行，对易过敏人群来说，会增加皮肤过敏的机会。

北方的春季，风沙比较频繁，空气中水分减少，肤质偏干人群皮肤水分就容易流失，出现脱水干燥等症状。另外，春天光照变强，为了补充维生素 D3，多数人都愿意出门晒太阳，忽视了对紫外线的防护，晒斑出现的概率就会大大增加。

2.为何春"肌"问题多

春天，肌肤容易出问题，主要是因为以下几点。

（1）阳光辐射强。春季阳光虽然温暖，但紫外线强烈，很容易对皮肤造成刺激，伤害皮肤。

（2）气温上升快。春节气温忽冷忽热，波动剧烈。温度升高时，我们的毛细血管就会扩张，皮肤水分流失速度就会加快；温度降低时，为了维持供血和体温，血管也会代偿性扩张，随着渗透性增强，免疫细胞更加活跃。

（3）细菌及其他生物开始活跃。春天，各种植物陆续开花，空气中花粉、动植物粉尘等增多。这些都是潜在的致敏因素。而此时皮肤屏障功能比较弱，免疫系统活跃，会极大地提高皮肤的过敏率。

（4）防护不到位。春季的紫外线约是冬季的 2 倍，如果没有做好防护，或者接触致敏源（护肤品、药品等），都会直接伤害到皮肤。

（5）皮肤自身原因。春天人体新陈代谢能力逐渐提高，皮脂腺分泌日益增多，皮肤非常敏感，不注重防护和保养，就会患上皮炎，皮肤更易过敏。

3. 春季护肤要点

春节护肤的重点在于以下几点。

（1）皮肤保湿是关键。保湿补水是护肤永恒的话题。相对于寒冬，春季的空气湿度比冬季好一点，但因表皮水分丢失过多，仍有不少人会感觉皮肤很干燥。为了缓解这种现象，可以在室内放置加湿器，也可以换掉冬季含油脂较多的产品，选择一些质地更清爽的吸水、含水类保湿剂。如果用保湿水或敏感皮肤常用的一些舒缓镇静的活泉水，可以配合保湿的乳或霜，让皮肤保持水润的状态。皮肤屏障功能不佳的人群，不要过度清洁及使用成分复杂的化妆品，否则容易激惹皮肤，要尽可能地选择成分简单明确的护肤品，用温水进行皮肤清洁即可。

（2）远离过敏源。春天，花粉洋洋洒洒地以隐性的方式飘浮在空气中，有过敏性体质的人吸入某些花粉后，就会打喷嚏、流鼻涕、鼻子痒、眼睛痒、喉咙痒乃至全身痒，患上所谓的"花粉症"也就是我们通常所说的过敏性鼻炎、哮喘等。为了减少皮肤与环境中的污染物、花粉等接触，平时要少去花草树木茂盛的地方；出门时候要记得戴口罩；房间内要及时通风，不要放置容易引起过敏的植物。

（3）防出油或痘痘。随着温度的升高，紫外线逐渐增强，面部油脂变得格外活跃，一旦造成堆积，毛孔就会堵塞，脸上爆出"痘痘"。这段时间，需要做好面部的清洁，保持皮肤清爽。

（4）防干燥。刚进入春季时，皮肤还没从冬季反应过来，再加上气温升高，皮肤耐受性变差，因此一定要给皮肤补充足够的水分和营养。首先，平时要适当喝水。其次，护理时，要为自己的皮肤选择适合的润肤乳或霜，尽量不要使用含酒精的护肤产品。

（5）做好防晒。春季虽然阳光明媚，但紫外线强烈，忽视了防晒，容易造成光敏，让皮肤出现发热、红肿等问题。如果原本就有光敏性皮肤病，更要严格防晒。除选择合适自己的防晒霜外，出门时还要戴口罩、眼镜和帽子，或打遮阳伞，穿防晒衣等。

（6）保持良好的生活习惯。要保证充足的睡眠，少食油腻、甜食及辛辣刺激性食物；远离烟酒，多补充水分；多吃富含维生素的食物来增。为了增强皮肤免疫能力，还要适度运动。

需要注意的，春季，皮肤过敏的患病率明显上升，以颈部、手部皮肤等暴露部位多见，千万不要自行用药，应及时向专业的皮肤科医生求助，尽早进行诊治，以免皮肤屏障持续遭到破坏，否则还需要花费较长时间修复。

❧

# 夏季：防晒、补水、保湿不可少

夏季是万物最旺盛的季节，高温、干燥，甚至有时候会出现高温与潮湿同时出现的情况，皮肤受到各种各样的伤害，极易出现各种肌肤问题。该时节，随着食物的冷热变化、花粉灰尘的伤害、高温下水分过快流失，更容易受到紫外线的刺激，出现敏感、脱皮、油脂旺盛、黑色素聚集等问题，因此，夏季保养皮肤很关键。

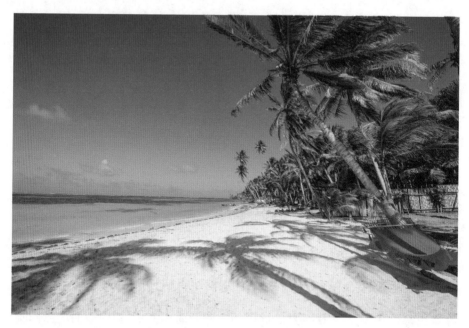

紫外线对皮肤的伤害不可逆转，在做好防晒工作的同时，还要做好肌肤舒缓、功能性护肤等肌肤护理工作，将防护和养肤结合起来，才能让皮肤保持健康的状态。

*1.皮肤夏天更容易受损的原因*

皮肤屏障之所以在夏天更容易受损，主要有这样几个原因。

（1）夏天 UV-B 爆表，是损伤皮肤屏障的"杀器"。健康的皮肤屏障能完成自我更新并承受一定外界伤害，除非遭遇"重创"。而紫外线就是对皮肤伤害极大的外部刺激因素。长波紫外线 UV-A 可以到达深处的真皮层，让变黑、老化等损伤慢慢积累起来；而中波紫外线 UV-B 则能穿透人体组织，扰乱角质层的结构，让"晒伤"这类急性的损伤来得猝不及防，使原本坚挺的皮肤屏障摇摇欲坠。UV-B 的最高峰值恰好在夏天，等到冬季，它能减少到 20%（12 月和 1 月最低）。

（2）室内外环境差异大，皮肤调节能力告急。如果说秋季的皮肤干燥是"天然"的，那夏天的皮肤干燥就带点人为色彩。一会儿室外太阳暴晒，一会儿室内空调猛吹，皮肤在"高温、低温、日晒、风吹"之间来回切换，屏障调节各项功能的压力倍增。一旦不堪重负的皮肤屏障被击败，就会出现皮脂膜不完整、细胞间脂质减少、细胞间紧密的连接被松动，干、痒、红、爆痘等皮肤敏感引发的反应。

（3）人们喜欢"洗洗""敷敷"，带走了皮肤屏障。夏天太热，稍加活动就会一脸汗、一脸油，很多女性会不自觉地过度清洗，给已然承受了巨大压力的皮肤雪上加霜。夏天敷面膜确实很方便清爽，尤其是洗完澡后从冰箱里捞出一张贴上，仿佛让燥热的皮肤喝上一杯冰可乐。但是，面膜敷太勤，相当于长时间把角质层细胞泡在水里，原本不该脱落的角质层直接就被泡走了，水分流失更快，外界的伤害性刺激更易进入。

2. 夏季呵护小技巧

夏季护肤重点应从五方面入手：清洁、补水、保湿、美白和防晒。

（1）清洁。夏季温度较高，肌肤的新陈代谢速度加快，油脂分泌更加旺盛，一旦与空气中的灰尘脏物融合在一起，就容易堵塞毛孔，清洁不到位，易出现闷痘、粉刺、毛孔粗大等皮肤问题。

皮肤的清洁，是护肤的关键第一步。

首先，要选择合适的氨基酸洁面产品。

接着，洗脸有讲究，干皮、敏皮、混合皮，洁面产品一天使用一次，早上用温水洗脸即可；油皮可早晚各一次清洁产品清洁，但不可超过2次；洁面产品一定是先打出泡沫后再上脸。

然后，不能随时随地洗脸。天热，有些人喜欢随时随地地用水洗一把脸，但是每一次洗脸后未做任何护肤措施，这样会因为水分的蒸发而带走皮肤表面更多的水分，皮肤变得更干，所以以后千万不要这么干了。可以随身携带一瓶补水喷雾，及时给皮肤补水。

第四，定期做皮肤深层清洁。护肤品难以吸收、皮肤暗黄无光泽，是皮肤废旧角质堆积造成的结果；以及毛孔深层垃圾未及时清，堵塞毛孔且给细菌滋生提供了温床，继而引发皮肤炎症和痘痘。不过，深层清洁不宜次数过多，皮肤需要适量的油脂才能有效锁住水分，过度清洁会破坏皮肤屏障，一不小心就成了敏感肌。

（2）补水。清洁后首要工作是给皮肤补水，收敛毛孔，让皮肤深层细胞得到滋养；在皮肤做完深层清洁后，最好敷上一片面膜，给皮肤深层、饱满的营养补给。面膜是夏季补水畅销产品，但面膜不是用得越多越好，正常一周2次就足够，太频繁会造成皮肤的过度水和，不仅不能有效帮助皮肤更好，反而会破坏皮肤屏障，引起敏感等问题。

（3）保湿。不管在哪个季节，都要根据不同的皮肤进行选择保湿产品；油性皮肤，油脂分泌旺盛，重点在补水，保湿产品需清爽，选择合适的乳液即可；干皮、敏皮的油脂相对较少，皮肤保湿屏障较薄较弱，保湿产品中需油脂含量相对较高，才能有效地起到保湿和防护作用；保持水油平衡，才能让皮肤保持在相对健康的状态，面对外界环境的挑战时，更有底气对抗及时修复。

（4）美白。皮肤白皙给人干净、清爽的感觉，是绝对的加分项。黑色素是一种蛋白质，存在于我们肌肤的基底层，长时间被紫外线照射，黑色素就会发生变化，生成一种保护皮肤的物质，然后经由细胞代谢的层层移动，到达肌肤表皮层，形成色斑和肤色不匀等皮肤问题。

选择美白产品，要从三个方面入手：从源头抓起，抑制黑色素的生成；阻断黑色素转运，将黑色素沉淀的小火苗扼杀在摇篮中；剥落已形成的色斑，加速黑色素代谢淡化色斑。为了淡化已经沉淀的黑色素，防止色素的沉积，平时可以多吃些新鲜的蔬菜和水果，尤其是富含维生素C的食物；也可以多吃些西红柿、青椒、草莓、大枣、猕猴桃、樱桃、橘子等食物。

（5）防晒。一年四季、户外室内都要做好防晒。首先，做好物理防晒，合理使用防晒衣、太阳帽、太阳伞、太阳镜等，阻挡紫外线直接照射到皮肤上，防止皮肤被晒红、晒黑、晒伤等。其次，使用防晒霜。防晒霜分为物理防晒霜、化学防晒霜、物理＋化学防晒霜，使用防晒产品，能更好地加持及全方位达到防晒效果。

# 秋季：让肌肤轻松变水嫩

　　秋季气温缓慢下降，空气湿度慢慢降低；植物叶片枯萎，掉落，营养往根部聚集；人体气血慢慢从体表，向体内收敛，皮肤滋养的气血减少，会变得干燥，皮肤变得敏感，更容易发生瘙痒。

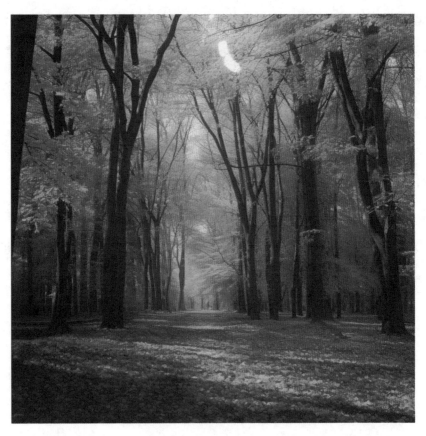

　　秋季气候过于干燥，最易损伤人体的津液，不注意保养，角质层就容

易缺水，皮肤变得干燥、粗糙，甚至出现缺水性皱纹，因此秋天尤其需要水的滋润。在这个关键时期，把皮肤保养好，就能修复酷暑对皮肤的损伤，恢复皮肤的正常生理功能和容颜。

1.秋季肌肤易缺水

秋季肌肤进入"多事之秋"，最大的原因就是缺水。空气干燥，肌肤水分就会大量流失，水油不平衡，面色就会变得灰暗，引发皮肤起皮等问题。

（1）原因。秋季肌肤易缺水的主要原因如下。

①新陈代谢减慢。秋季季节气候不稳定，早晚气温会降下来，身体新陈代谢的速度减慢，血液流动也会逐渐减慢，带给皮肤表层的水分自然会减少。

②皮脂膜生成速度减慢。皮脂膜是皮肤的天然保护膜，有助于锁住水分和抵御外界侵害。秋天早晚温度都很低，会让皮脂膜的生成速度放慢，让肌肤锁水能力变差。

③角质层缺水。空气中的湿度下降，水分自然会减少，如果你是干性或极干性肌肤，立刻就会明显感觉到肌肤表层已经缺水。

（2）症状。秋季肌肤缺水，会有以下几种表现。

①脱皮。皮肤缺水，脸上角质层干燥脱落，就会引起死皮或皮屑。脱皮是皮肤严重缺水的症状。

②紧绷干痒。皮肤长期处于缺水或间歇性缺水，得不到充足的水分，面部细胞就会出现皮肤紧绷、干痒等症状。

③皮肤暗黄。皮肤没有修护的功能，暗黄不通透，皮肤就会显得没有光泽。

④毛孔粗大。皮肤缺水，脸上的角质不能正常代谢，毛囊和皮脂腺管口就会堆积过多的代谢物，造成毛孔堵塞。

（3）做好补水保湿。给皮肤补水，首先不要过度清洁皮肤。其次，要多使用保湿补水的护肤品，可以使用一些保护皮脂膜、抗炎抗氧化的植物提取物产品。此外，为了满足肌肤对水分的需求，维持体内的水分，增加皮肤的含水量，每天应少量多次饮用约1800毫升的水。

2.秋季护肤要避开的误区

误区一：秋季护肤做好补水就可以

秋季随着气温的逐渐下降，皮脂腺和汗腺也会变得懈怠，为皮肤提供的水分和油脂明显变少，一旦皮脂膜受损，会像墙面出现裂缝一样，让外界物质直接入侵，引发干燥、刺痛、皮疹等肌肤问题。因此，秋季不仅要给面部大量补水，还需要补油脂。尤其是面部出现刺痛时，更要选择使用一些油性的乳液和面霜。

误区二：黄瓜是天然的保湿面膜

有些人认为黄瓜是天然的保湿面膜，没事的时候就喜欢将黄瓜切片敷在脸上进行补水。其实，黄瓜皮表面含有一种黏稠物，不仅会阻碍皮肤对黄瓜水分和营养的吸收，还会使皮肤紧绷无法呼吸。因此，敷黄瓜，并不能及时补水，还会让变得干燥。此外，洁面后直接用黄瓜片敷脸，不及时护理肌肤，还容易造成面部皮肤缺水。

实际上，除了黄瓜，用其他瓜果敷脸，也会造成面部水分的流失。有时，将有些瓜果直接敷在脸上，还会引起过敏等症状，比如：富含维生素C的猕猴桃，果肉的酸性物质会刺激皮肤，将其直接敷在脸上，可能引发红疹。

误区三：秋季季节要多敷面膜

秋季季节，为了补水修复，不少人会敷面膜，有些人甚至每天都会敷。但我们的皮肤存在水合，就像长时间将把手泡在水里会发白。过度的水合反而会增强皮肤的渗透性，让皮脂无法顺利排泄不畅，损坏正常功能，造成水合性皮炎。因此，使用面膜时建议一周 1~2 次；而且，敷完面膜后，还要使用保湿产品。同时，也不要频繁打水光针，否则更容易发生不良反应。

实际上，护肤讲究的是适度、适量。如今，敏感皮肤的发生率越来越高，过度使用清洁剂、化妆品、不合格的面膜及护肤品，却对常用的护肤品和清洁品不能耐受，甚至对一般的空气温度和湿度变化也不能耐受，面部皮肤就会出现发红、脱皮等现象，感到刺痛、烧灼、痒、紧绷、干燥等。

误区四：秋季不用注重防晒

尽管秋季的太阳没夏天那么强烈，但紫外线依然存在，因此要做好防晒，而防晒正是应对皮肤衰老的重要一环。秋季季节，人体的皮肤屏障功能会变弱，对紫外线的抵御能力更低，不进行防晒，不仅会晒黑，皮肤也变得更加干燥，更容易出现细纹。因此，秋季季节仍然需要借助防晒霜、墨镜、防晒帽等方式做好防晒。

# 冬季：掌握肌肤健康小技巧

我们的皮肤由表皮层、真皮和皮下组织等三部分组成，表皮层在时刻保护我们的皮肤。

冬天气温低，人体新陈代谢缓慢，皮脂腺和汗腺的分泌量也大大减少。同时，空气里湿度降低，干燥冷空气会迅速带走表皮的水分。脂质分泌不足的皮肤屏障，无法牢牢锁住皮肤内的水分，皮肤就会变得干燥、脱皮、敏感等。

## 1.冬季皮肤变差的原因

皮肤之所以会在冬季变差，是因为以下几点。

（1）寒冷的冬季，皮脂容易处于半凝固状态，不易扩散到整个皮肤上，使皮脂膜得不到保护。皮脂膜之所以需要保护，是因为它可以有效滋养我们的角质细胞，角质细胞缺乏滋养，就会显得凹凸不平，不反光，看起来显得特别暗。

（2）皮脂排出不畅，就容易堵在皮脂腺或毛囊口里；再加上水分被部分吸收，就会开始变干，容易形成粉刺。毛囊中间有粉刺顶着，毛孔看起来就会显得很粗大，靠近了看，显得更加暗淡无光。

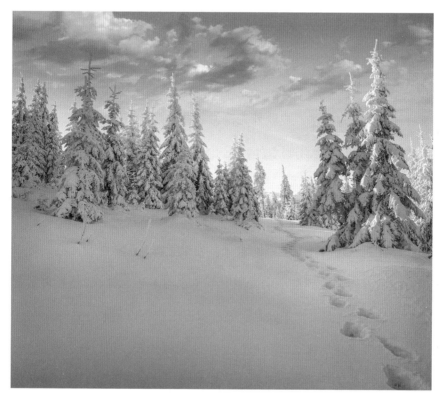

（3）天冷，皮肤血液循环变差，有害垃圾不能及时带走，营养物质得不到及时补充，再加上代谢慢了，角质层增厚，皮肤颜色就会显得更暗。

2. 冬日护肤要点

冬日要想做好护肤，关键在于以下几点。

（1）温水洗脸。冬天早晚洗脸时最好使用温水（但水温不要过高），因为寒冷的冰水会刺激皮肤。

（2）补水保湿。冬天天气干燥，皮肤很容易干燥缺水，所以日常护肤要尽量使用滋润型的产品，或使用高保湿型面霜。除了面部肌肤，手上也要勤涂护手霜，身体皮肤上也要涂滋润型的身体乳。如果条件允许，还可以用蒸汽补充皮肤水分。如果长时间待在干燥的室内，则就可以放一个加湿器，以免皮肤因缺水而变得干裂粗糙。

（3）多喝温水。冬季，不仅要从外部补充皮肤水分，还要重视内部补水。身体内部太过缺水，皮肤外无论怎么补水都没用，所以每天最好饮用6~8杯温水。当然，除了喝水外，还可以喝果汁，不仅能补充水分，还能补充身体维生素。

（4）适当敷面膜。除了日常补水保湿外，建议每隔几天敷一次补水保湿面膜，让肌肤定时补充足够的水分。如果觉得冬天敷面膜太冷，可以先将未拆封的面膜袋放到温水中浸泡一下（水温不要太烫），然后再敷。不过，敷完面膜后还是要涂护肤品，做好保湿工作，以免水分流失。

（5）减少去角质次数。角质层是皮肤的保护膜，可以锁住皮肤水分，在天气干燥的冬天，皮肤更需要这层保护膜，频繁地去角质，会减弱保护膜的效果，所以最好少使用去角质的产品，把重点放在补水保湿上。

（6）适当按摩面部。冬日身体各种机制代谢力都会减慢，使用护肤品时可以适当地按摩，促进皮肤血液循环，提升皮肤吸收力，提高皮肤的御寒能力。

（7）注意保暖。冬天不仅要注意身体的保暖，还要注意面部皮肤的保暖。因为皮肤直接暴露在寒风下，不仅会加速水分流失，让皮肤变得干瘪粗糙，还容易造成冻伤，所以外出时，最好戴上围巾、口罩、帽子等防寒御风物件。同时，贴身衣物要选择纯棉的，穿着毛衣、尼龙或化纤质地的贴身衣物，很容易引起皮肤过敏或产生静电，刺激皮肤。

（8）补充维生素。冬天皮肤不仅要水分补给，也要重视维生素的补给。如果身体缺乏维生素，就会反馈在皮肤上，无论怎么补水，都会干裂起皮。为了补充维生素，要尽量多吃水果蔬菜，以及维生素含量丰富的食物，如土豆、蛋类、豆类以及动物肝脏等。身体的营养足够，皮肤对寒冷的抵抗能力也会增加。

（9）注意防晒。紫外线一年四季都存在，即使是冬天，出门前也要涂好防晒产品，以免皮肤因紫外线的照射而损伤。

（10）合理休息。休息好坏会直接反应在皮肤上，经常熬夜晚睡、睡眠不足，皮肤就会出现各种问题，如长痘、松弛等，所以为了让身体和皮肤得到足够的休息，每天都要保证足够的睡眠时间，多睡美容觉。

### 3. 冬季皮肤保湿的注意点

冬季皮肤保湿，要注意以下三点。

（1）洗澡水太热，会损伤皮肤。冬季频繁洗澡，尤其是频繁洗热水澡，皮脂就容易流失，不利于护肤，建议冬季三天洗一次澡。如果你每天都要洗澡，就不要泡热水澡，洗澡时间不要过久，最好控制在15~20分钟。皮肤病患者的皮肤屏障作用已被破坏，洗5分钟即可，且水温务必控制在37℃左右。

（2）不要强求"洗干净"。冬季洗澡不要强求"洗干净"，搓澡不要太大力。如果你是皮肤干燥者，就得少用或不用洗浴液，也可以隔天用一次；而皮肤干燥的中老年人则不要用香皂，可以用温水或用有滋润效果的沐浴液。同时，不要频繁使用磨砂沐浴乳，皮肤薄的人最好不用或最多十天用一次；皮肤出现炎症时，不要用磨砂膏。

（3）润肤霜涂抹讲究时机。润肤霜涂不对，起不到补水保湿的作用。有些人怕冷，洗澡后会穿好浴袍，打开暖气，再慢慢地涂抹护肤霜，做全身皮肤护理。其实正确的做法是，把润肤霜带到浴室，洗澡后快速擦掉全身的水，在皮肤水汽还没干的情况下马上涂抹润肤产品。要将润肤乳涂抹至全身各处，以四肢为重点，因为四肢皮脂腺少，皮脂分泌少；小腿部位如果出现了纵横交错的干白痕，很可能就是因为护肤产品的滋润力度不够，要换用质地更厚的霜。如果皮肤依旧干燥，就是用油性更强的护肤膏，如凡士林等。

### 4.面膜是"利器"

冬季皮肤问题多，更需加倍呵护，面膜是"利器"。正确使用面膜有几个关键点。

（1）敷面膜前要清洁皮肤。用质地温和的洁面产品，轻轻按摩全脸2~3分钟，最后用清水洗净擦干。注意：洗脸水温不能过高，清洁力度不能太强；选用洁面巾或质量较好的化妆棉擦干面部。

（2）面膜敷多久有讲究。日用的妆字号面膜，即包装上的批准文号为"×妆"字样的，建议每次敷 15~20 分钟。医用的械字号面膜，即包装上的批准文号为"×械"字样的，建议每次敷 20~30 分钟，不能超过 30 分钟。因为这个时间段是面部肌肤吸收养分的最佳时段，敷时间太长，面膜被风干或精华液被蒸发，反而会吸走皮肤的养分和水分，出现细纹、干纹甚至过敏现象。

（3）不要天天敷面膜。如果你的皮肤较缺水、很干燥，可一周使用2~3次面膜，正常状态下一周1~2次足够。皮脂膜可以保湿，抵御外界伤害，经常敷面膜，皮肤就会"变懒"，一天不敷，马上就会脱屑、干燥、长痘、出油。

（4）"纯天然"自制面膜不安全。自制面膜无法保证清洁度，细菌和微生物含量会超标；其未经过任何加工和提纯，很可能含有各类致敏物质，比如：红酒面膜，内含酒精成分，容易刺激皮肤；酸奶面膜的糖含量很高，爱长痘的人敷了，会加重痤疮。此外，还一些自制面膜含有较多光敏物质，如柠檬片，不仅会刺激皮肤，使皮肤敏感发红，还容易使皮肤被晒伤或晒黑。

# 不同地域的护肤

在对皮肤状态的众多影响因素中，两大关键是气温和湿度，而这两个因素与所处的环境息息相关。我国的气候复杂多变，不同地区的人群护肤方法不能一概而就。那在南北地区该如何护肤，才能保持通透水润的健康皮肤呢？

### 1.北方地区的护肤

（1）气候特点。房间外严寒空气干燥，房间内温暖干燥，皮肤干燥缺水非常明显。

（2）护肤关键。最后做好水润保湿，才能防止皮肤皲裂，晚间修复水油平衡。

（3）护肤影响。秋季风沙大，空气质量不佳，时不时会出现雾霾，北方人要多一层防护，注意防晒隔离。干燥污染的空气会让肌肤失去光泽，更容易产生松弛和皱纹。

（4）护肤方法。充分地保持皮肤的水分含量和油的含量。保持面部水分含量可以定期进行面膜护理，频率不用太勤每周 2~3 次即可。同时房间里可以使用加湿器，湿度保湿在 50% 左右。多饮水，多吃新鲜水果蔬菜。

①及时补水。生活在北方，面部皮肤干燥缺水的问题最明显，所以要具备补水保湿能力。

②预防损伤。皮肤干燥时本身的防御力会很差，少用过于刺激性的护肤品，保护肌肤不受到损伤，可以使用一些内服产品。

③改善微循环。使用面部按摩、蒸汽护理、口服一氧化氮产品等，可以促进皮肤血液循环，恢复皮肤的张力和弹性，使皮肤变得滋润光泽。因此，天气转冷时就可以开始面部护理，面部按摩、敷面膜等。

④及时戴口罩。北方的风非常猛烈，为了直接阻挡肌肤和狂风的接触，就要及时戴口罩。

⑤高水润高保湿护肤品。保湿成分不仅能深入肌肤底层，调动肌肤细胞自身的再生能力，还能让肌肤长时间保持湿润，恢复原有的自然代谢功能。

2. 南方地区的护肤

（1）气候特点。东南、西南、中南在内的广大南方地区，空气湿度大，夏天气候炎热，冬季阴湿多雨；沿海城市则属于海洋性气候，气候虽然湿冷，也需要做好保湿功课。

（2）护肤关键。要注意保湿保暖，促进全身血液循环，防止神经末梢循环不畅而生冻疮。

（3）护肤影响。气温频繁变化，忽高忽低，毛孔不停收缩扩张，皮肤不适应，就会变得异常敏感。

（4）护肤方法。

①注意清洁。冬天肌肤之所以更敏感，是因为毛孔内容易藏纳污垢，因此一定要注重清洁。但要适度清洁，频繁清洗，会加重皮脂膜的破坏，让皮肤变得更敏感。

②精简护肤。如果你的皮肤很敏感，日常就要适量减少化妆。

③补水保湿。南方虽然没北方那么干，但没有水分的滋养，敏感肌肤容易干燥脱皮、发红发烫，因此平常要注意补水保湿。

④多喝热水、多运动。南方没有暖气，血液循环较慢，为了提高体感温度，加速循环，就要多喝热水、多运动。

⑤修护皮肤敏感。为了让有效成分慢慢渗入肌底，可以使用具有舒缓镇定效果、渗透力好的精华水乳进行养护。

简言之，只有先了解地区气候和自己的皮肤情况，才能做到精准护肤，找到属于自己的护肤方法。记住，精准护肤，才是肌肤护理的关键。

# 不同职业的护肤

职业不同的人，即时使用相同的产品，效果与表现也会大不相同。那不同职业的人，该如何选择护肤品，如何搭配呢？下面，我们就按照工作场景，给大家分类介绍。

1. 户外工作的人

主要人群：交警、导游、外勤、建筑、保险中介等。

皮肤问题：晒斑、干燥、暗沉。

应对手段：防晒 + 保湿。

户外工作者差钱更年期遭受风吹日晒，皮肤会有两个特点：一是皮肤容易晒伤，防晒霜力度不够，又无法进行硬防晒，很容易长斑，尤其是晒斑。二是皮肤容易变得粗糙缺水，比同龄人的皮肤更老化和粗糙。

这类皮肤可选择保养品时，不仅要注重防晒，还要合理使用面霜。在冬夏两季，室内外较大温差，皮肤会觉得干燥、敏感，这时候要用面霜给皮肤做好封闭，锁住一定的水分；也可以在面霜里混合护肤油，让皮肤变得更加柔软，从而慢慢变得细腻。

此外，经常在户外工作的人还要警惕空气污染对皮肤的伤害，特别是冬天雾霾来袭的时候。在护肤的最后一步，要尽可能减少皮肤因为空气污染带来的氧化、泛红发炎等问题。

160

2. 在空中工作的人

主要人群：空姐、公关媒体、金融行业、创业者。

皮肤问题：受损、水肿、倦怠、炎症。

应对手段：抗炎＋修复。

经常出差的人，皮肤最容易受损。频繁变换环境，在交通工具的密闭空间内，皮肤更容易变得不稳定。而从事这类工作的人，往往时间非常紧张，不仅要不停地换交通工具，还要每时每刻保持精致的妆容。

这类行业的人，皮肤问题总有一天会暴发。而最新的护肤研究表明，常年抗炎也许一个好的抗老思路。

3. 喜欢熬夜的人

职业特点：经常夜间工作，昼夜颠倒，起居与饮食均不正常。

主要人群：宝妈、留学生、迷妹。

皮肤问题：松弛、暗沉。

应对手段：抗氧化＋注意休息。

很多初为人母的女性，有了宝宝后，能睡个整觉都是一种奢侈，所以皮肤很容易变得松弛暗沉；留学生为了赶论文或报告加班到深夜，额头也会起一些焦虑痘痘。而追星的迷妹们，为了追剧而后半夜睡觉，第二天起床完全是一副灰头土脸的样子。所以，抗氧化是这些人选择护肤品的重点。

4. 办公室文员

职业特点：这类人员一般有两个亲密战友，一个是文件，一个是空调，每天受空调风吹袭八小时以上，肌肤接近麻木状态。

主要人群：常年伏案电脑前工作的各类文员。

皮肤问题：对皮肤太在意。

应对手段：调整心态。

这类人员经常待在办公室，工作强度较小，一般都喜欢照镜子：吸油光，搓脸，挤黑头……他们皮肤很好，只要发现面部长出一个痘痘，就会跟它较劲，尝试各种新奇招式，结果很多人将自己的面部搞成了烂脸或敏感肌。

爱美之心人皆有之，过分地放大皮肤问题，很容易让自己钻牛角尖。这时候，要做的不是买买买，而是找到自己皮肤的根本问题，精简护肤步骤，少照镜子、少跟自己较劲。

办公室里的空调很强，肌肤容易干燥，因此，除了做好美白以外，还要使用具有高度保湿效果的化妆水。比如，将化妆水装在喷雾器里，有时间了，就用它来喷洒面部和外露的皮肤，补充水分，肌肤就会看起来光润洁净很多。

### 5. 自由闲散的人

职业特点：早晨不洗脸，晚上不睡觉，对着电脑一坐就是一整天，偶尔熬夜赶工，对待皮肤敷衍了事。

虽然不用"朝九晚五"地工作，虽然可以整天素面朝天，但早晚一定要做好清洁护肤，不能偷懒。此外，电脑辐射对皮肤的伤害是日积月累的，容易生成色素与黑斑，为了保护脆弱的皮肤，可以使用专业的抗辐射洗面奶或隔离乳液。

# 第八章
## 护肤，其实很简单

# 护肤产品，适合自己最重要

每个人的生活习惯和皮肤情况都不一样，选择的护肤品自然也就不一样，不过最好选择适合自己肌肤特质的护肤品。

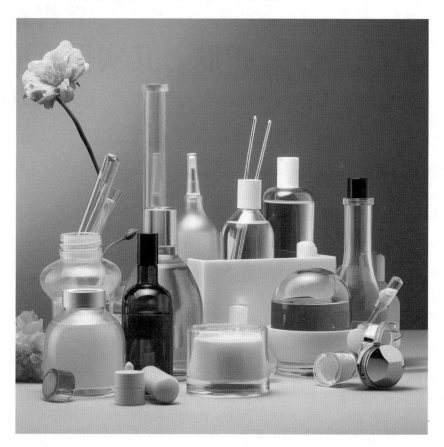

1.有效成分多数都在用

如今，在护肤过程中，经常会遇到的成分如下。

（1）激素。为了让护肤品达到"立竿见影"的效果，有些厂商会在产品中加入雌激素、糖皮质激素等激素添加物，尤其是那些标榜美白、祛痘淡斑、去红血丝的产品。使用带激素的护肤品，一开始会觉得效果明显，但时间长了，会出现毛细血管扩张、萎缩，甚至出现多毛、皮炎等症状。

（2）香精。为了让味道更好闻，很多美容产品里都会添加香精，很少有人知道这些人造香精是伤害皮肤的元凶，导容易引发过敏性皮炎、接触性皮炎和光敏感。有的香料中还含有的"铬"和"钕"等禁用元素，会让皮肤产生刺激感和灼烧感，更会对皮肤抵抗力弱的人造成严重伤害。

（3）色素。色素分为天然色素和人工合成化学色素，天然色素一般是从植物、动物或微生物中提取精炼而成的，安全性高，比较贵。人工合成色素因为成本非常低，被广泛使用在美容产品中。但人工色素也含有"铬"和"钕"等危险成分，长期使用会导致色素沉淀堆积，形成色斑，部分色素还会导致皮肤对化妆品过敏。

（4）矿物油。油性原材料是化妆品应用最广的原料，主要功效是保护和润湿，但矿物油是封闭式保湿，很难达到真正的深层保湿作用，纯度不高的矿物油，还会堵塞肌肤毛孔，出现外油内干现象，长期使用，会使皮肤缺氧、老化、萎缩或早衰，给皮肤造成很大的负担。而天然植物油是从植物的种子、果肉或胚芽中提取产生的，纯净安全无刺激，容易被肌肤吸收，不仅能保湿，还能起到一定的修护功能。

（5）重金属。为了达到美白效果，很多护肤品中会添加汞、铅、砷等重金属，但这些重金属会严重伤害皮肤，刺激皮肤，让皮肤色素代谢出现异常，损伤细胞，积累到一定程度，还能引发中枢神经系统的不良反应，比如：失眠乏力、记忆力衰弱等。

（6）化学表面活性剂。化学表面活性剂是洗涤剂的主要成分，比如：洗衣剂、洗碗精、沐浴乳等。因为成本低廉，很多洗面奶中也会有这种成分，效果就像是你在用洗衣粉洗脸。但这种东西会伤害皮肤的皮脂膜，一旦有毒物质侵入皮肤内部，皮肤就会变得无比脆弱，破坏角质层的磷脂层，降低保水能力，同时还会使皮肤蛋白质变性。

## 2.选择适合自己的护肤品

如何才能找到真正适合自己的护肤品呢？

（1）看肤质。肌肤大概可以分为以下几种。

①中性肌肤。最理想的皮肤状态是，不油不干，没有痘痘，很少过敏，如果你是中性肌肤，平时要注意适度清洁，只要做到基本的补水保湿和防晒，肌肤就不会出现太大问题。如果因为某些原因需要长期待在干燥的地方，可以多用保湿霜加强保湿。

②干性肌肤。如果你的肤质是干性的，就要选择温和、亲水性高的洗面产品，化妆水可以选择柔肤水或精华水，乳霜产品使用油一点、滋润一点的，最好含有良好的保湿剂，比如：神经酰胺、透明质酸、或天然油脂等，深度滋润皮肤。

③油性肌肤。油性肤质的人，可以选择氨基酸类的洁面产品；如果脸上有痘痘，可以配合使用含茶树精华、水杨酸、果酸等成分的护肤品。乳霜产品，宜选用水包油型、凝胶、啫喱状护肤品，做好控油保湿，不要过

度滋润的护肤品。

④混合性肌肤。混合性皮肤的人，要注意水油平衡，进行皮肤分区护理，比如：T区偏油区域要注重补水控油，洁面时应重点清理T区，偏干区域要注意温和清洁、补水保湿。选用日常护肤品时，不同部位，应该使用不同的护肤品。

⑤敏感性肌肤。选用温和的洁面产品修护肌肤，要尽可能地挑选模拟皮肤正常生理的成分，比如：角鲨烷、神经酰胺等，渗透皮肤增强角质层，强化肌肤屏障。

（2）看季节。很多人使用护肤品时，一年四季都用同一套护肤品，这是错误的，应该随着季节的更替来更换护肤品。个人的肤质会随着季节、年龄、地域等变化而变化，所以护肤品与护肤方法也需要做出相应的改变。根据换季而换护肤品，才是保养肌肤的正确方式。比如，春季以清洁为主，选择舒缓类的护肤品防春敏；夏季的重点是防晒，选择清爽控油的护肤品；秋季则以修复为主，选择美白维稳类的护肤品；冬季以补水保湿为主，选择滋润营养型的护肤品。

3. 坚持护肤，让你受益一生

（1）不用根据实际年龄来选择护肤品。除了婴幼儿的产品外，成年人的护肤品并不需要按年龄来选择，年龄的分段只是一个参考，最终还是应该按皮肤的类型和状态来决定。

（2）不要同时使用各种效果的护肤品。效果不同的护肤品，成分也不一样，全部涂抹在脸上，容易发生反应，打破皮肤的平衡，造成更多的皮肤问题，我们应按照正常的洁面、保湿、护肤等步骤一步一步来，将有治疗效果的产品涂抹于患处即可，不须全脸涂抹。

（3）油性皮肤更需要保湿。爱出油的人，也需要做好皮肤的保湿。皮肤缺水，皮脂腺就会分泌旺盛，出油更加严重。洗脸后涂抹保湿产品，可以避免水分的蒸发，维持水油平衡，改善皮肤出油的情况。

（4）隔离霜不是万能的。隔离霜虽然不能完全防辐射、防雾霾、防紫外线，却可以降低这些反应带来的伤害。

# 避免"光老化"

皮肤"光老化"，顾名思义，就是皮肤长期受到日光照射所引起的损害。

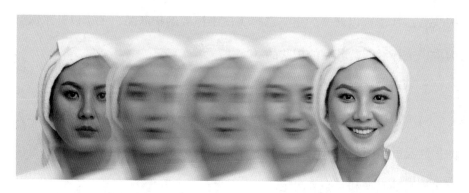

"光老化"护肤界常常提到的一个名词，皮肤最大的杀手是紫外线，暴露部位的皮肤，长期受到日光照射，就会引起皮肤损害，过早出现老

化，表现为：皮肤干燥、色素不均、毛细血管扩张，或出现各种色斑和细纹，严重者还会出现各种良恶性肿瘤。

1. 什么是光老化

1985 年，Fujits 提出了"老化"（包括皮肤老化）的概念，机体各细胞和器官组织不可逆转地、逐渐地乃至全面地丧失自身功能；1988 年，Yaar 完善了皮肤"光老化"的概念，提出皮肤老化包括内在的生理老化和外在的以光线为主的环境因素诱导的老化。

近年来的研究表明，除了日光中的 UV，可以到达地面的其他光线，如可见蓝光、近红外光，均可通过损伤 DNA、进行胶原的交联、产生自由基造成细胞和组织损伤、诱导免疫应答、抑制朗格汉斯细胞的功能，引起皮肤老化。也就是说，每天面对电脑屏幕、手机屏幕，以及类似于微波炉发生的红外辐射，积累到一定量值，就会损伤皮肤。

2. 光老化的危害和根源

日光对皮肤的损伤，首先表现为晒黑，之后还会引发更严重的炎症、敏感、松弛皱纹。

光老化发生根源在于以下几点。

①自由基反应。光的能量被细胞的原子或分子吸收，电子能级状态就会发生改变，产生大量二次电子和自由基，在细胞内造成多种损伤事件，进一步加剧氧化损伤、炎症反应、胶原降解、炎性衰老等。

② DNA 损伤。UVB 与 DNA 和蛋白质的特征吸收峰有重叠，其中 DNA 特征性会吸收 UVB，直接攻击皮肤细胞中的 DNA；UVA 则会通过自

由基 ROS 的形成，攻击细胞 DNA 分子，异常 DNA 指导蛋白质合成异常，进而引发各种异常代谢过程。

### 3. 光老化的主要机理

紫外线辐射，可以激活多条信号通路，破坏细胞和细胞外基质，降解胶原蛋白、弹性蛋白和纤连蛋白等。皮肤光老化的发生就跟紫外线有关。在紫外线的辐射下，活性氧增加，细胞代谢发生改变，产生过量的活性氧，机体氧化和抗氧化系统失衡，皮肤组织发生光损伤，如果是急性光损伤，还会出现红斑、干燥、脱屑等情状。

胶原蛋白是结缔组织和真皮细胞外基质中最主要的不溶性纤维蛋白，为皮肤提供强度和弹性，是皮肤保持年轻化的重要的真皮层细胞外基质。其由前体细胞前胶原发展而来，前体细胞前胶原则通过编码基因从真皮成纤维细胞表达。胶原蛋白的合成是细胞内和细胞外高度调节的协调过程。

日光对皮肤老化的主要表现就是引起胶原降解，日光照射引起活性氧 ROS 生成增加，光照射引起炎症因子活跃，共同点是，外源性因素，主要是由短期高能量的日光照射或长期的日光照射所引起。

### 4. 如何做好光老化护理

（1）激光与光动力治疗。激光与光动力治疗被越来越多地用于皮肤光老化的治疗，见效快，不会影响日常工作、副作用小，可有效提亮肤色，使肌肤年轻化。

（2）维 A 酸类药物。维 A 酸是目前使用最多的治疗皮肤光老化的药物，每天在面部涂抹一次 0.05％维 A 酸，坚持使用，就能改善皮肤光老化的一些表现，比如：皱纹、色素斑、粗糙、松弛等。

（3）抗氧化。常用的抗氧化剂有 VE、VC、β－胡萝卜素等，使用常规剂量坚持服用，可以有效防止皮肤光老化损伤；辅酶 Q10 外用，能渗透到表皮各层，有效对抗紫外线照射，有助于对抗光老化的发生。

# 一旦开始，就要坚持下去

女性肌肤经常会出现一系列肌肤问题，比如：皮肤变得紧绷、干燥或脱皮，甚至出现细纹，不能放任不理，面部护肤要从每时每刻做起。

护肤是女人的终身话题。很多人在年轻时期就开始护肤，花了很多钱，可总没效果，多数原因就是没坚持。比如，不少女孩化妆出去跟朋友玩，晚上回家后感到很累，不卸妆就休息，久而久之，皮肤就会变得越来越糟。

经常做美容保养的人，皮肤和身材通常也不会太差，不仅皮肤会变得漂亮，还能让个人的举止、待人和谈吐变得更优雅，收获更多惊艳的目光，变得更信。此外，坚持护肤，还能给身体带来以下好处。

### 1.保持年轻的状态

坚持护肤，不仅肌肤表面可以得到更好的保养，还能更好地呵护肌肤的深层细胞，让面部营养更好地保持，更少地流失，看上去更有光泽，摸上去更加光滑弹润，比同龄人看上去更年轻。

### 2.补水保湿使肌肤水润

长期护肤可以让肌肤变得水润，因为多数护肤品的最基本功效是补水保湿。肌肤水分很容易挥发，经常护肤，面部就不会因为缺水而干裂爆皮。此外，护肤品还有锁水的功效，锁住肌肤的深层的水分，让面部的水分不轻易流失。

### 3.改善修复肌肤问题

肌肤会不断地出现各种问题，比如：出油、长痘、皮肤粗糙、黑头严重、皮肤毛孔大等。坚持护肤，可以修复面部肌肤问题，使面部肌肤变得越来越好。当然，这些问题也不是一两天就可以得到解决的，需要长期坚持。

### 4.延缓皮肤衰老

面部皮肤非常脆弱，最容易受到损害，需要精心呵护。随着年龄的增长，以及外部环境和季节的变化，更容易发生皮肤问题。特别是在冬季，气候干燥，更应该补水保湿，避免皮肤受到紫外线的伤害。所以，面部皮肤护理，需长期进行坚持。

### 5.让人越来越健康

长期护肤，皮肤不仅会变得红润，还能疏通经络，让全身血气保持通畅，身体不再感到酸痛，四肢也可以变得舒畅，使人体从内到外变得越来越健康。因此，如果发现自己的皮肤越来越好，就说明你的身体非常健康。

皮肤健康，会让女性变得越来越有气质，变得更加自信，幸福感值也会大幅提升。

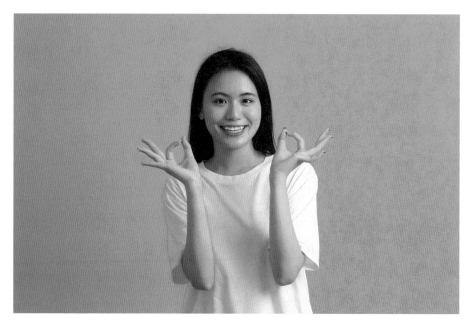

# 心态平和，正确面对护肤的作用

护肤其实也不复杂，现在花里胡哨的营销手段很多，容易拔高大家的期望值，所以大家要理性看待，不要盲目相信一些广告的神奇效果。这里的心态平和，不仅指每天需要调节压力和控制情绪，更多的是指年华流逝不可逆转，要以更平和、健康的态度面对护肤的作用和价值。

理性护肤，才能拯救肌肤。

1.理性选择正确的护肤方式

其实，好肌肤的秘密在于选择正确的护肤方式。

（1）好皮肤，需要"养"。长期熬夜、睡眠不足，身体会分泌出更多的皮质醇，如果含量过高，身体就容易出现炎症，表现在皮肤上就是长粉刺、痘痘。另外，睡眠不足，皮肤没有时间自我修复，老化速度也会更快。因此养成并保持良好的作息习惯和精神状态，不熬夜、不赖床等，是养护皮肤的重要手段。

（2）好皮肤，常要"动"。运动可以帮助人体增强体质，结实的肌肉、匀称的皮下脂肪，是皮肤的重要支撑。运动还能增加血流量，加快循环，将血液中的氧气和水分更有效地传送至肌肤，使肌肤润泽富有弹性；还有助于清除自由基，减少氧化废物对皮肤的伤害，减缓衰老的速度。

（3）好皮肤，也靠"吃"。饮食健康均衡，控制高油、高糖食物的摄入，皮脂就不会过度分泌，更不能改变皮脂的组成。因此，为了杜绝痘痘等的发生和加剧，就要多补充维生素、多喝水。

2. 理性看待护肤品的使用

（1）理性看待护肤品的效果。很多人认为，只要使用某种产品，皮肤就能完美无瑕，对一些护肤品期望过高，或盲目地买购买不符合自己消费能力的护肤品。其实，护肤品并没那么神奇，护肤是一个长期坚持的过程，肌肤的良好状态，不可能一蹴而就。护肤品的使用，只要能让肌肤状态比之前好即可，急于求成，采用有危险的产品或方法，也会伤害皮肤。

（2）理性看待产品使用中可能出现的问题。使用护肤产品时肌肤过敏，很多人都会习惯性地认为肯定是产品不好，但其实使用护肤品产生过敏现象，可能只是对产品中的某个成分不耐受而已，这是由个人体质差异导致的，不代表护肤品有问题。有些产品使用时，甚至还需要建立耐受，直接上脸可能会出问题，比如：多数祛痘的酸类产品，如壬二酸、水杨酸等。

# 第九章
# 问题肌肤的改善秘诀

# 出油较多，怎么控制

我们平时说的皮肤出油，这个"油"到底是什么？其实，主要指的就是"皮脂"。皮脂是由全身分布的皮脂腺分泌而来，尤其是面部、头部、前胸和后背，分布着较多的皮脂腺，而这些部位也是油脂溢出较多的部分。皮脂腺腺体细胞的胞浆中含有较多脂肪滴，不断增多，整个皮脂腺细胞就会破裂并与脂肪滴同时排出，排出的物质就是皮脂，即脸上出"油"了。

皮脂的出现，起初是为了保护皮肤，因此主要成分是甘油三酯、蜡、角鲨烯、维生素 E、不饱和脂肪酸、胆固醇等脂类物质，不仅对皮肤有一定的保湿、润滑的作用，能够保护毛发，还能与汗液一起保护皮肤，抑制某些病原微生物和细菌生长，保护皮肤不让其被外界有害物质损伤。

可是，如果皮脂分泌过于旺盛，或多余油脂没有被及时清洁，就容易出现问题。首先，皮肤好像成了油脂的天下，看起来油光满面，细细观察却发现被过多油脂撑开的毛孔变得粗大。其次，油腻的皮肤环境为细菌、真菌甚至寄生虫提供了温床，大量繁殖，容易引发或加重痤疮、黑头、白头等皮肤问题，让肌肤苦不堪言。

1. 皮肤出油的原因

究竟是什么原因让皮脂变成这样的呢？

（1）皮肤缺水。皮肤缺水，为了滋养肌肤，皮脂腺就会分泌出更多的油脂。现实中，油性皮肤存在缺水现象，脸上出油多，很可能就是在提醒你——缺水了！

（2）过度清洁。洗脸太频繁或过度使用深层清洁的洗护用品，脸上也会出很多油。因为洗脸次数太多，皮肤油脂就会过分流失，皮脂腺不得不分泌更多的油脂来弥补；长期清洁过度，还容易形成外油内干的肤质。

（3）饮食油腻。皮肤是一种排汗和排毒器官，平时不注意饮食调理，进食太多的辛辣或油腻性食物，皮肤就会分泌更多的油脂，尤其是夏季天气炎热、代谢旺盛时，吃油腻性食物，脸上更容易出油。

（4）其他原因。脸上出油还跟其他因素有关，比如：内分泌失调、先天皮脂腺发达，都会让皮肤出油。有些人脸上出油还跟生理因素有关，比如，青春期的少男少女，体内激素分泌旺盛，皮脂腺活力旺盛，分泌的油脂往往更多，更容易长痘痘。

2.改善皮肤出油问题

脸上经常感觉油油的，其实就是典型的油性皮肤。油性皮肤油脂分泌过剩，会造成毛孔堵塞，暴发痘痘，脸上形成痤疮。所以，油性皮肤比较容易长痘痘，那如何改善出油的问题？

（1）多清洗脸。天气热，容易出汗，脸上就容易出油，过多的油脂堆积，不但不好看，还容易长痘，扩大毛孔，所以首先应该勤洗脸，把油脂从脸上去掉。当然，这里说的勤洗脸不是出油就洗，洗多了反而会造成皮肤脱皮，一天的洗脸次数不能超过三次，还要用温和的护肤品洗脸。如果你是油性皮肤，洗脸时可以在洗脸盆中加一点盐，杀菌清洁，去除脸上多余的油脂。

（2）用吸油纸吸油。天气炎热时，你却在外面工作或闲逛，脸上就会出现很多油脂，这时候可以用吸油纸吸干面部表面的油，然后在脸上喷点化妆水。不过，这样做只能除去表面油脂，时间长了，油脂还会出来，所以出门在外要随身携带吸油纸和化妆水。

（3）多补一些水。油脂分泌旺盛，多数是因为缺水，所以要多给皮肤补水。夏天，要想让皮肤看上去水盈盈的，除了多喝水外，还要做保湿或深层补水的面膜，用保湿霜锁住水分。

（4）注意保湿。皮肤一直都在流失水分，不用保湿面霜进行锁水，即使肌肤内补充再多的水分，也会流失。使用含有酒精的强控油爽肤水，只能治标不治本，肌肤底层依然会严重缺水，会分泌出更多的油脂。为了实现水油平衡，可以使用滋润保湿的爽肤水，拍打，吸收，做好保湿，让脸蛋变得细腻光滑。

（5）适时去角质。脸上经常出油，要想让肌肤变得更白皙，起到控油作用，就要去角质。如果脸上出现的老化角质太厚，无法正常吸收，最好每个月都做一次去角质，加速肌肤对各种护肤品的吸收，让面部的水油保持平衡。

（6）饮食控油。皮肤出油不仅需要进行表面处理，还要从身体内部进行控油。为了控油，可以吃维生素 B6，也可以多吃含维生素 B6 的坚果和食物，比如：开心果、碧根果、鱼、香蕉等，减少油脂的分泌，让面部少出油。

# 毛孔粗大，如何改善

毛孔粗大是多数人的一大烦恼，虽然不是一种皮肤病，却会让皮肤显得很不光滑。

毛孔开口扩大，一般都集中发生在额部、鼻尖、鼻翼及鼻翼两侧面颊等面中部位，也就是我们常说的 T 区。这种情况的出现与上述部位皮脂腺分泌旺盛密切相关。皮肤越油，皮脂腺分泌越旺盛，油脂源源不断地通过毛孔输送，时间久了，油脂就会堵在毛孔内部，形成粉刺（痘痘）。久而久之，就会把毛孔越撑越大。

## 1. 毛孔扩张的主要原因

实际上，我们提到的毛孔通常指的是毛囊皮脂腺的开口。之所以会导致毛囊孔的扩张，主要原因有如下几个。

（1）皮脂腺功能亢进。通俗点说就是，产生的油脂太多，输送油脂的管道就会相应变粗。

（2）皮肤老化。年龄增长、日常不注重防晒等内外源性因素，会导致皮肤胶原蛋白变性和减少，让毛囊孔失去组织支撑，不得不被动扩张。

（3）毛囊体积肥大。毛囊皮脂腺里不仅有皮脂腺，还有毛囊，毛囊体积肥大，毛囊孔径也会扩张。

（4）反复炎症性皮肤疾病。这类皮肤病比如：痤疮、玫瑰痤疮等，会导致组织损伤，引发加速皮肤老化。

（5）不当护肤和治疗，会损伤皮肤屏障。

2. 日常性的护肤

对于毛孔粗大等问题，预防比治疗容易得多，那日常护肤我们应该怎么做？

（1）为了避免堵塞毛孔，保持面部洁净，可以用合适的产品除掉残留在脸上的灰尘、油脂、妆容等残留物。

（2）慎选去角质的产品，干皮敏感肌可以不使用，油皮使用频率也不要过高，可以1~2周使用一次。不过，如果毛孔已经变得粗大，这类产品就没有多大用处了。

（3）日常做好保湿，使用适合自己的产品，比如：油皮可以选用较清爽的保湿产品。

（4）做好硬防晒和软防晒，软硬兼施效果更佳。

（5）如果毛孔不太大，日常可以使用10%以下浓度的果酸、2%水杨酸的护肤产品，溶解角栓，疏通毛孔。但这类产品有一定的刺激性，可以从低浓度开始使用，一旦建立耐受失败，就要放弃使用。

3. 如何预防毛孔粗大

想要预防毛孔粗大，一定要在生活细节中改掉坏习惯，提前预防毛孔粗大这个问题。

（1）防晒很重要。常在烈日下暴晒的户外工作者，皮肤衰老速度明显比室内办公的同龄人快。因为紫外线可以引起DNA损伤，并产生活性氧簇和光化学物质，给皮肤造成氧化和损伤，改变胶原结构。因此，要想预防毛孔粗大，就要做好防晒，并持之以恒。

（2）做好控油。皮脂膜可以减少水分流失，保护我们的皮肤。但如果皮脂分泌过多，成分结构就可能发生变化，刺激毛囊口角化或扩张；如果皮脂与脱落的角质细胞、空气中的粉尘混合在一起，还会形成角栓，将毛孔撑大。因此，油性肌肤，一定要做好控油，及时清理堵塞毛孔的角栓，但也不要过度清洁。

（3）戒掉让皮肤变差的生活习惯。比如：少吃高糖食物，因为它们会促进皮脂分泌，面部变得更油腻，更容易毛孔粗大；不要抽烟，否则会大幅度加速皮肤早衰；不熬夜，否则会让皮肤脆弱；不要挤痘痘，否则会使毛孔周边的结缔组织受到挤压会变形，无法恢复原有的弹性和支撑力，使毛孔变得粗大；正确护肤，彻底卸妆，否则会堵塞毛孔；适度清洁，因为过度清洁，会让皮肤表面的角质层失去有效的保湿能力，变成外油内干型的肌肤。

（4）护肤需要持之以恒。要想改善毛孔粗大、皮肤变白、痘痘淡化等皮肤问题，需要一定的时间。因为面部角质层代谢一般是 14 天，至少要坚持半个月才能见到效果，需要 1–3 个月才能出现明显的变化。所以，想要变美就要有耐心和恒心。

# 出现黑头，如何处理

黑头又称黑头粉刺，俗称"草莓鼻"，是一种开放性粉刺，由皮脂腺分泌的油脂、脱落的细胞、细菌（正常菌群）形成的脂栓阻塞在毛囊口，在空气中发生氧化或接触尘埃而造成。

黑头粉刺可以发生在各个年龄阶段，但以青春发育期人群居多，多数都出现在面部、前胸和后背，尤其是鼻子的小黑头最多，其特征为：明显扩大的毛孔中的黑点，挤出后形如小虫，顶端发黑。

毛孔粗大是怎么回事？毛囊口既是汗毛生长的部位，也是皮脂腺分泌的皮脂排出孔。毛囊口有弹性，皮脂等形成的脂栓堵塞毛囊口，会撑大毛囊口，导致原本很小的毛囊口扩张形成肉眼可见的粗大的毛孔。如果脂栓排出，毛囊口就会自行回缩；外力挤压、破坏毛囊口周围的结缔组织，就会形成永久性的粗大毛囊孔。

1. 脸上长黑头的主要原因

不同部位的黑头，原因可能也不同。

（1）鼻头长黑头——反射部位胃。如果你的皮肤特别干净，只有鼻子周围有点黑颜色，很可能是胃不好，不一定是得了什么病，可能只是胃部比较弱，因为鼻头对身体的反射部位是胃。如果除去黑头粉刺清后再经历两三个星期后再次出现，就是皮肤问题，是正常现象，但如果很明显，就要养养胃。

（2）鼻翼周围长黑头——反射部位情绪。如果鼻翼两侧的毛孔是圆形的，就是单纯的油性皮肤。但如果毛孔往下斜，就表明你情绪不好，压力很大。假如你的眉心和鼻翼周围一起出现问题，就要休息一下了。

（3）额头长黑头——反射部位生殖系统。这里指的是生殖系统的反射区。月经来之前，这里长出痘痘或黑头粉刺，就是一种正常现象，不要搭理它，月经结束后他可能自己就好了。

（4）下巴、人中长黑头——反射部位消化系统。下巴或人中等处总有黑头，其他地方却很干净，很可能消化系统不太好，因为下巴和人中所反射的部位是消化系统。

（5）眉心长黑头——反射部位颈椎压力点。如果眉心的黑头粉刺特别粗大，就说明你最近的压力有点大。因为这里反射器官是颈椎。颈椎是一个非常重要的压力点，很不舒服或压力很大，眉心就会表现出来——毛孔变粗大。如果出现了凹陷的情形，就说明你的亚健康状态很严重，需要解压、放松、散心。

2. 常见的对黑头错误认识

对于黑头，很多人都出现了一些认识上的错误。

（1）黑头是因为没有彻底洗净皮肤才出现的。过度清洗，也会导致面部干燥、脱屑、皮肤损伤。

（2）挤压可以去除黑头。挤压不慎，会破坏脂栓，损伤毛囊口，细菌定植，发生毛囊炎，或形成永久性粗大的毛囊口。

（3）黑头可以一次根除。局部清理黑头，犹如割韭菜一样，表面去掉，根基仍存，何谈根除。

要想解决黑头的问题，就要扭转自己的观念，使用正确的护肤方法。

### 3. 正确选择去黑头的商品

哪些商品大家错误认为可以去黑头呢？这里介绍几个。

（1）甲硝唑凝胶。外用甲硝唑凝胶，某种程度上可以防止黑头发展成炎症性痤疮。但长期外用的抗生素，皮肤容易出现耐药性，还可能破坏皮肤的正常菌群平衡。

（2）使用撕拉鼻贴。撕拉鼻贴或挤黑头，确实非常爽，但经常这样做，毛孔就会明显变大变松弛，更容易积累细菌灰尘，黑头长得更欢。其次，处于面部危险三角区，还容易感染发炎。

那我们该使用什么去黑头呢？酸，不仅可以清除表皮的老废角质，还能进入清洁毛孔里的油脂和脏物。刷酸可以将皮肤上已经形成黑头通过果酸换肤的方法，将弱酸性的物质如水杨酸涂抹在皮肤表层，去除皮肤多余的油脂，清洁疏通毛孔，达到去除黑头的效果。

### 4. 有效的祛黑头教程

比较有效的祛黑头的思路是这样的。

第一步，油溶角栓。先洗干净脸，用毛巾热敷打开毛孔；然后，在黑头部分用油类同方向打圈按摩，松动毛孔里的脏东西。

适合油类：卸妆油、霍霍巴油。

第二步，拔除角栓。用酸来软化角质，去掉废弃角质堆积，通常果酸、水杨酸、杏仁酸都可以。但具体用什么酸，用什么浓度，需要根据自己皮肤屏障的健康度评估。

水杨酸——可改善油脂分泌旺盛。水杨酸是脂溶性酸，其油溶的特性能让它深入毛孔，深层清洁毛孔和控油，改善油脂分泌旺盛的问题，还能改善红肿大痘等问题。适合人群：油脂堵塞导致出油多、黑头多、痘痘多。

果酸——可清理皮脂腺。果酸，属于水溶酸，不能进入毛孔，但能促进角质更新，清理废弃角质，使皮脂腺分泌物排泄畅通，避免油脂堵塞多了形成黑头。此外，还可以细腻皮肤、减轻色沉。适合人群：黑头频发、痘印、肤色暗沉人群。

杏仁酸——改善黑头粉刺闭口痘痘。杏仁酸也具有脂溶性，能修复角质代谢异常，温和地剥脱角质并疏通毛孔，对改善黑头、亮泽肤色效果明显。适合人群：黑头闭口粉刺多，刷酸新手。

第三步，收缩毛孔。最后，用含金缕梅的纯露或水、收敛水来缩毛孔收尾。

### 5.面部黑头的管理

皮脂分泌旺盛，皮肤油腻，多数女孩都会出现黑头粉刺等问题。要想管理好这些黑头，就要从以下几点开始管理皮肤。

（1）面部要清洁干净。没进行面部的清洗工作，就开始去黑头，效果一般都不好。因此，要想让，就堵塞在毛孔里的黑头排出来，就要让肌肤先保持干净。平时，也要保持面部干净，如果堆积在肌肤表皮下的油脂和老化角质没有清理，会加速黑头的产生。

（2）慎用油质护肤品。容易产生黑头的肌肤一般都很油腻，所以不能选用油质的护肤品，应该要选用一些收敛性和具有消炎作用的爽肤水，帮助肌肤补充水分，改善油脂分泌。

（3）不要用手挤压。不管是挤痘，还是挤黑头，都会伤害到肌肤。挤压虽然能够把大黑头挤出来，但有可能给肌肤带来无法修复的伤痛，比如：让毛孔变得更加粗大、发炎等。而且，用手去碰肌肤，手上的细菌容易对肌肤造成感染，加剧肌肤问题。

（4）饮食要注意。长期食用辛辣和油腻的食物以及糖含量高甜食，都会恶化肌肤问题，因此要想抑制肌肤出油，减少黑头的产生，就要养成好的饮食习惯，尽量多吃些蔬菜和水果。

（5）洗完澡后去黑头。洗完澡后，毛孔处于张开状态，使用去黑头的产品，如按摩霜，可以很好的促进面部血液循环，还可以为皮肤进行深层清洁。因此，洗完澡后可以立刻去黑头。

# 长了痘痘，怎么办

如今似乎大家都已经默认，吃辣的会"上火"，而痘痘正是"火"的外在表现。其实，痘痘出现的原因是，毛孔堵塞，排泄物堆积，堵住了毛孔，毛孔无法正常"呼吸"，角质代谢缓慢，致使长出痘痘。

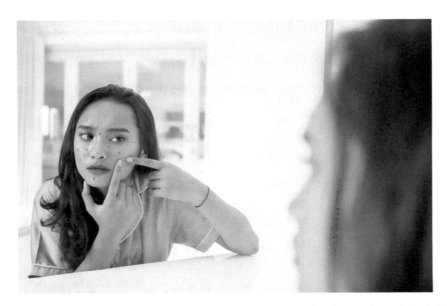

有些皮肤看起来似乎很光滑，痘痘已经没了，但其实根本没有彻底拔除，皮肤底下还有痘痘炎症，只要机会成熟，它还会长出来。比如，角质层增厚，毛囊口就会形成角栓，把油脂憋在里，外界细菌进来后过度繁殖，就会引起炎症反应。轻则长一个红疙瘩，严重者会出现脓头，变成结节，最后演变成囊肿。不及时治疗，很容易留下疤痕。

1.痘痘的常见表现

痘痘，通常表现为以下几个方面。

（1）白头粉刺。皮脂分泌过多、皮肤过于干燥或过度清洁，毛囊漏斗部被角质层细胞堆积、堵塞，角质物和皮脂充塞其中，就会形成一种白色角质物——丘疹，表面被表皮覆盖，与外界不相通。这种封闭式粉刺，就是白头粉刺。多数都出现在面部或颈部，呈对称性分布，两侧数量不定，没有自觉症状。

（2）黑头粉刺。堵塞毛孔皮脂的表层直接暴露在外面，与空气以及尘埃接触，就会形成黑头粉刺。这是一种开放性粉刺，常见于青春发育期的青少年，多数都出现在面部、前胸和后背。这种粉刺的主要特征是，毛孔显著扩大，有黑点，挤出后形如小虫，顶端发黑。

（3）丘疹。丘疹是一种局限性隆起皮肤表面的实质性损害，源于代谢产物的沉积、表皮或真皮细胞成分的局限性增殖，或真皮局限性细胞浸润。丘疹在人体皮肤的各个部位都有可能发生，是皮肤病的最基本的皮损类型。

（4）结节性痤疮。身体内的油脂分泌不均，就会引起结节性痤疮。这是一种皮肤类疾病，呈凸起的状态，还会随着炎症的发展而不断增大，触碰时觉得比较痛。

### 2. 长了痘痘，该怎么办

如何应对痘痘的出现呢？

（1）深度清洁皮肤，但不要过度清洁。如果你的肌肤容易生痘痘，就要彻底清洁彩妆和其他脏东西，但不能过度清洁，否则会会使皮肤变得过于干燥，水油一旦失衡，就会诱发痘痘。所以，要想预防痘痘的出现，建议使用温和不刺激、控油又保湿的洁面产品。

（2）要疏导，不要堵塞。脸上长痘痘，用"头帘"遮住，会将毛孔遮住，再加上头发细菌会进入皮肤，只会让痘痘变得更加严重。痘痘出现根本成因是毛孔被堵塞，因此如果长了痘痘，建议不要用头发遮挡，清爽透气，才好得快。

（3）做好防晒，减少紫外线伤害。紫外线会加速皮肤的老化，而更多的老化死皮则会加重毛囊的堵塞程度，加重痘痘的炎症。此外，经过紫外线的照射，痘疤痘印的颜色会变得更深，更难消除，建议选择专门针对痘痘肌肤的防晒隔离产品。

（4）食用清热饮料或茶。辛辣油腻的食物确实能让人食欲大增，但也会招惹痘痘。如果禁不住美食的诱惑，食辣时可以搭配酸梅汤或凉茶。不过，如果已经满脸痘痘，最好还是食用清热饮料或茶。

（5）合理调理饮食。为了预防痘痘，饮食应以清淡为主，多吃富含维生素和微量元素的水果和蔬菜，尽量少吃或不吃辛辣刺激类的食物，远离烧烤、海鲜等食物。

（6）注意卫生，积极护肤。面部现痘痘，不仅不能用手挤压，平时还要多注意清洁面部皮肤。

（7）少玩手机和电脑。手机和电脑可以产生很大的辐射，皮肤如果长期处于辐射状态下，就会分泌出大量的油脂，堵塞毛孔，就容易生痘痘。因此，平时要少玩手机和电脑。

（8）保持充足的睡眠时间。睡眠充足，身体到休养，新陈代谢能力恢复正常，就能很好地预防痘痘，因此，建议每天至少睡足 8 小时。所以无论学习或工作多忙都不能熬夜，否则不仅会导致痘痘加重，甚至还会反复出现。

# 出现法令纹，如何改善

时间是催化衰老的利器，随着年龄的增长，皮肤松弛、面部皱纹增多等会不断产生。即使是正值 20 岁青春年华的小姑娘也避免不了法令纹的侵袭。不过，脸上容易衰老的部位不是眼袋，也不是额头的深沟，而是鼻子旁边。

法令纹又名鼻唇沟，位于鼻翼两侧延伸向下，是典型的皮肤组织老化，是一种肌肤表面凹陷的现象。

## 1. 法令纹是怎么形成的

肌肤老化松弛是法令纹形成的主要原因，那法令纹究竟是怎么形成的？

（1）肌肤老化。有些人法令纹天生就比较重，到了 35 岁后，法令纹更会慢慢加深。原因在于，随着年龄的增长，皮肤胶原和水分会逐渐流失，筋膜层的松弛、力量不足，会让面部软组织变得下垂，向下拉扯皮肤并堆积到鼻唇沟，最终形成法令纹。

（2）表情丰富和生活习惯。很多人的法令纹是因为表情丰富造成的。他们平时喜欢大笑，爱撇嘴，韧带被牵扯牵拉，长此以往，就会形成鼻侧延伸至嘴角的法令纹。如果法令纹是从鼻侧延伸至嘴角，是因为太爱笑了；如果法令纹从嘴角延伸向下，则是太喜欢抿嘴和撇嘴了。此外，生活不规律，也容易长法令纹；睡觉姿势不正确，也会加重法令纹的生长，比如：长期侧卧等。

2. 改善法令纹的方法

衰老具有不可逆性，一旦形成法令纹，根本无法恢复到"完全平滑"的状态，只能努力预防产生更多的法令纹或者淡化已经形成的法令纹。那么，如何改善法令纹呢？

（1）注意防晒。紫外线会对皮肤造成很大的伤害，比如，产生法令纹，加重法令纹的凹陷。

（2）使用含有抗老成分的产品。要想改善面部衰老造成的老化纹路和动态表情纹，可以使用一些含有抗老成分的产品。比如，乙酰基六肽 –8，可以以阻断肌肉和神经的连接，使面部肌肉放松下来，抚平细纹。

此外，平时要养成好的日常习惯：

①减少压挤。涂抹护肤品时，动作要轻柔，双手不要总往唇部方向挤压。

②不要吸烟。烟雾中含有大量的有害物质，会加速皮肤氧化，让法令纹加深，因此不要吸烟。

③做好防晒。长期忽视防晒，会加重法令纹，因此一定要注意防晒的问题。

④减少侧睡。侧睡会挤压到苹果肌和侧面皮肤，引发法令纹。

⑤做好补水保湿。皮肤干燥，也会引发干纹，因此要做好肌肤的补水和保湿。

⑥使用抗衰产品。使用抗衰产品，可以提高皮肤弹性、促进胶原再生、改善真皮层提前老化，延缓法令纹的出现时间。

# 脸上有色斑，如何改善

研究显示，对于中国女性而言，皮肤的第一"杀手"不是皱纹，而是色斑。

色斑分为黄褐斑、雀斑、妊娠斑和晒斑。人体皮肤里都有黑色素细胞，当它受到刺激时，比如外伤或紫外线，就会分泌出麦拉宁色素；酪氨酸酶被麦拉宁色素激活后，会跟血液里的酪氨酸发生反应，生成多巴；多巴和酪氨酸反应后，就会产生更多黑色素，然后黑色素会一点一点地从基底层运送到角质层。黑色素排泄不畅或黑色素过多，会造成堆积，形成色斑。

## 1.色斑形成的原因

色斑的形成有很多原因，比如：年龄、内分泌失调、情绪紧张、经常失眠、熬夜和无法入睡等。一些药物如避孕药，和激素分泌水平不平衡，也容易导致色斑。此外，还有以下几个原因。

（1）清洁不到位。长期使用手机和电脑，处于空气污染的环境中，毛孔中的污垢会逐渐增多；卸妆不彻底，也会导致色素沉淀。黑色素和污垢残留会形成色斑。

（2）使用劣质化妆品。经常化妆，劣质化妆品中的金属物质和过量化学物质会对皮肤造成一定伤害，而劣质化妆品更会加重对肌肤的损伤，导致脸上长斑。

（3）生活质量低。生活作息不规律、压力过大或睡眠不足，都会使皮肤的代谢降低，使脸上长斑。此外，精神压力大、过度疲劳、神经功能紊乱、肾上腺皮脂功能下降，也会导致色素沉着。

（4）不良的饮食习惯。比如，有些人喜欢喝咖啡，但咖啡因会刺激胃肠导致失眠，让精神上感到不安，使色素沉淀；食用酸性食物，会减缓血液循环速度，影响新陈代谢，造成黑色素沉着。

（5）内分泌失调。孕期、经期或服用了某些药物，都可能引起内分泌失调，影响新陈代谢功能，产生黑色素，形成色斑。

（6）气血不足。中医认为，无淤不成斑。斑的出现可能与气血循环不好、气血虚空有关。

长斑的原因有很多，而要想正确祛除色斑，首先就要明确色斑的类型，并了解长斑的原因，用科学方法祛斑。

2. 色斑的预防

目前，常见的面部色素性疾病有雀斑、黄褐斑、脂溢性角化、褐青色痣、太田痣等。要想预防色斑，就要从源头减少黑色素的产生，拦截正在生成的黑色素，尽快代谢或还原表皮的黑色素。

3. 不同的色斑，处理方法也不同

类型不同的色斑特点不同、成因不同，处理方法也不同。首先，阳光的照射下，色斑会加重，因此要想祛斑，就得做好防晒。其次，抗氧化剂和美白成分，可以提亮肤色、减少炎症，淡化色斑。

防护肌肤色斑，还需要做到以下几点。

（1）减少刺激。防晒，减少紫外线的刺激；抗炎，减少炎症的刺激。因为这两种都会刺激皮肤黑色素母细胞分泌以及合成黑色素。

（2）降低酪氨酸酶活性。要想抑制络氨酸活性，降低皮肤产生黑色素的速度和效率，可以使用含有377、熊果苷成分的护肤品。

（3）拦截正在生成的黑色素。要使用合适的护肤品，要抑制皮肤黑色素生成，预防皮肤粗糙，及时修复肌肤损伤，比如：含有烟酰胺的护肤品。

（4）代谢角质层黑色素。为了调节角质细胞代谢，加速排出皮肤老旧废物，可以使用含有发酵产物的护肤品，比如：半乳糖酵母样菌发酵产物滤液、双歧杆菌等。

（5）还原表皮黑色素。利用氧化还原反应，帮助已经生成的黑色素进行漂白，就能达到美白淡斑的目的。比如，含有 VC 或熊果苷的护肤品。

# 出现黄褐斑，如何祛除

随着生活和工作的压力增大，以及人们对美容的追求，黄褐斑对人们的外貌形象和心理健康带来了不小的影响，逐渐成为一种普遍需待解决的皮肤问题。

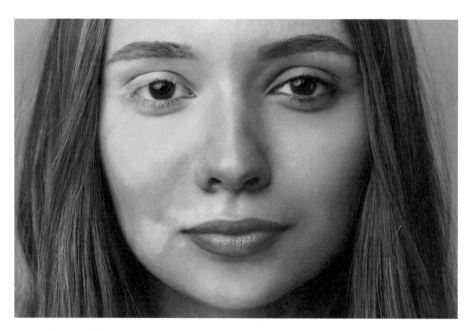

黄褐斑俗称蝴蝶斑、肝斑或妊娠斑，是一种常见于面部皮肤的色素沉着斑，多数都出现在中青年女性身上，形状是不规则的，对称分布在面颊、前额和下颌处，颜色是黄褐色或深褐色，不会突出于皮肤表面，在日光照射下，颜色会加重并持续存在。

1.黄褐斑因何产生

遗传易感性、日光照射、性激素水平变化是黄褐斑三大主要发病因素，黑素合成增加、皮损处血管增生、炎症反应及皮肤屏障受损均参与了黄褐斑的发生。

（1）内分泌失调。在黄褐斑的发生原因中，内分泌失调是一种常见原因，在临床上较为普遍。在月经期和妊娠期间，女性体内的性激素水平会出现一定的变化。而当女性发生月经周期紊乱时，性激素水平通常会出现异常改变。同时，女性的情绪不稳定、落差较大时，也会影响到自身的身体代谢功能，出现内分泌紊乱。一旦发生这种状况，面部黑色素就会增加，进而产生黄褐斑。

（2）精神压力过大。在日常生活中，人们面临着来自各方的压力。长期处于压力下，内分泌失调的概率就会增加，继而提升黄褐斑的发生率。

（3）使用劣质化妆品。平常越喜欢化妆的人，越容易受到黄褐斑的干扰。因为劣质化妆品里含有一定的重金属，这些重金属会逐渐被皮肤所吸收，一旦皮肤中毒，免疫力就会慢慢变得低下，黄褐斑更加容易生成。

（4）紫外线照射。面部皮肤长期受到强烈阳光照射时，黑色素细胞就会分泌更多的黑色素颗粒，沉积在皮肤基底层，导致黄褐斑的产生和加重。

（5）不良生活习惯。日常生活中，生活习惯不好，也会增加黄褐斑的发生率。比如，偏食，维生素摄入不足，会发生黄褐斑；睡眠不足、精神压力较大，皮肤的新陈代谢能力降低，脸上的黑色素不断沉积而产生黄褐斑。

*2.治疗黄褐斑*

要想治疗黄褐斑，需要全方位入手，包括：减少黑素生成、抗炎、抑制血管增生、修复皮肤屏障、抗光老化等。其中很重要的一点是，控制表皮黑色素的合成。而酪氨酸酶是黑色素合成的关键酶，只要抑制酪氨酸酶的活性，就能起到直接治疗作用。

（1）外用药物。

①氢醌乳膏。这是一种皮肤褪色剂，不仅可以抑制酪氨酸转化为二羟苯丙氨酸，还能抑制其他黑色素细胞代谢过程而产生可逆性的皮肤褪色。如果你患有黄褐斑，建议每晚局部涂抹一次，治疗4~6周，就会出现明显效果，6~10周效果最佳。

②壬二酸。常用15%~20%乳膏，每天涂抹2次，约6个月为一疗程，主要适用于单纯色素型。

③维A酸类。常用0.05%~0.1%维A酸类乳膏或凝胶，每晚涂抹1次，约6个月为一疗程，主要适用于单纯色素型，与氢醌乳膏一起使用，效果往往更好。

需要注意的是，多数外用药物都会对皮肤造成不同程度的刺激，需配合使用具有修复皮肤屏障功能的功效性护肤品。

（2）口服药物。

①氨甲环酸。可减少黑素合成，减轻红斑。

②谷胱甘肽。这是一种黄褐斑的辅助治疗，常与维生素C联用。

③甘草酸苷。可以减少炎症因子的产生，有效抗炎。

④维生素 C 和维生素 E。两者是重要的抗氧化剂，一起使用，可以增强疗效。

（3）日常生活中的注意事项。

①做好防晒。紫外线是皮肤最大的杀手，不论晴天阴天，都应足量涂抹防晒霜或使用物理方式防晒。

②补充维生素。多吃富含维生素 C 及维生素 E 的食物，如番茄、山楂、橘子、鲜枣、柠檬等。

③生活方式健康。保持愉悦的心情，保证充足的睡眠，戒掉不良习惯，如抽烟、喝酒、熬夜等。

④不要盲目治疗。不要过度折腾皮肤，化妆品质量差或使用不当，都会引起色素沉着，一定不要使用含铅、汞、激素等物质的护肤品。

# 毛囊炎，应该如何改善

毛囊炎在开始发病时，往往只有数个毛囊发炎，之后会逐渐增大，进而形成深部结节或半球形的隆起。毛发脱落后，会出现红色或暗红色，结节软化化成脓肿，数个脓肿相互融合后，就会留下了一个硬疙瘩。其实，所谓的毛囊炎硬疙瘩就是毛囊炎结节。

毛囊炎发作部位很多，比如：头皮、面部、小腿、阴部、脖颈、腹部等。另外，毛囊炎还会伴有剧烈的瘙痒，没有传染性，但危害不小。发病初期一般是丘疹，慢慢地会变成脓包，严重影响到患者的外观和形象。

## 1. 毛囊炎是什么原因引起的

毛囊炎的出现主要源于不清洁、搔抓及机体抵抗力低下，毛囊孔被病菌感染，比如：毛发的拉扯、摩擦、搔抓引起的损伤；某些原发病，如激素性皮炎、脂溢性皮炎、湿疹、痤疮、瘙痒性皮肤病、糖尿病、慢性病灶等也会伴有不同程度的毛囊炎；皮下有激素残留和停用激素后，出现细菌和真菌感染；总是出汗、遭受各种液体的刺激、没及时清洁阻塞毛孔发炎。此外，皮脂分泌、毛囊角化不良、细菌感染、睡眠不好、饮食不佳、环境恶劣、胃肠功能紊乱、汗腺分泌多、维生素缺乏等也会引起毛囊炎。

## 2. 毛囊炎的分类

按照症状，可以将毛囊炎分为四类。

（1）单纯性毛囊炎。开始时毛囊出现红色丘疹，伴有轻微痒感，按压时会有疼痛感，随着病情的发展，丘疹会逐渐变多变大变薄，不及时处理，皮损顶端就会出现脓包，并伴有不同程度的红肿和灼热感，脓包破溃后易留下色沉或疤痕，常出现在头和背部。

（2）脓包性毛囊炎。开始时没有明显症状，情况严重后，毛囊口会长出很多红肿的脓包，伴有明显疼痛感；当脓包破溃或干瘪后，炎症和红肿就会消退。它会反复发作，会留下凹痕，周期较长，一般出现在面部、头皮、四肢等部位。

（3）结节性毛囊炎。这种毛囊炎一般都发生在面部，易与痤疮混淆或同时发生，是一种鲜红或暗红色的严重炎症性结节，质地硬，形状不规则，伴有脓包，病程迁延漫长、易反复，消退后皮肤会留下严重的色沉和疤痕。

（4）脱发性毛囊炎。主要出现在毛发较多的地方，比如：头皮出现大量深色丘疹或脓包，毛发贯穿生长，长期反复致使毛囊受损，失去生发功能，病情严重者还会出现永久性脱发。

### 3. 如何改善毛囊炎

为了改善毛囊炎，就要从以下几方面做起。

（1）调整好饮食，控制好情绪。如果患有毛囊炎，就要控制每天的饮食量，远离高蛋白和高脂肪的食物，不能吃辛辣刺激性和生冷的食物。要多吃绿叶蔬菜和水果，增加维生素的摄入，保持大便的通畅。要放松心情，改善内分泌，降低毛囊炎复发的概率。

（2）不能使用激素类的药物。盲目选择激素类的药物，非但不能让病情缓解，反而会让情况变得越来越严重。要想控制毛囊炎，局部应该以杀菌干燥和消炎为主，轻度患者可以涂抹外用消炎药物，严重的患者必须口服用药治疗，必要时还要去医院就医。其次，瘙痒时，既不能用手直接去抓挠，也不能使用热水烫洗。

（3）保持头皮的清洁。如果你患有毛囊炎，为了减少化学物质对头皮所带来的损伤，购买洗发水时一定要看看里面的成分，不能购买含有大量有害物质和刺激性物质的产品，要选择无刺激且温和的产品。头部的皮脂腺和汗腺丰富且毛发多，排泄物也会增多，出现毛囊炎时，不仅不能用手直接抓挠，还必须保持头部的清洁，保证充足的睡眠，多锻炼身体。

# 皮脂腺囊肿，如何治疗

洗澡或换洗衣物时，有些人会注意到自己脸上、身体表面会冒出比青春痘稍大的凸起，一挤，就会出现白色豆腐渣状的东西，闻闻味道，异常酸爽。过段时间，它又会冒出来，有时还会发炎，这个凸起到底是什么呢？它就是皮脂腺囊肿。

皮脂腺囊肿俗称"粉瘤"，是一种良性囊肿，源于皮脂腺引流不畅、皮脂大量储留于腺体，天气炎热出汗、挤压、搔抓时易继发感染，原有肿块会迅速增大，伴红肿疼痛，不及时处理，就会脓成破溃，流出脓性或豆腐渣样的恶臭物。它经常出现在面部、颈部、后背部、耳背、腋窝等皮脂腺分泌旺盛或不容易被清洗到的部位。其中，头皮、颜面、胸背等处，多数生长缓慢；局部皮下的肿块，生长缓慢，有粗大的毛囊孔，用力挤压，会有白色豆渣样物质溢出，气味臭秽，极易细菌滋生。

皮脂腺囊肿，一般都是圆球体，硬度中等或有弹性，高出皮面，大小不等，小者如豆粒，大者直径可达 7~8cm。表面与皮肤粘连，基底可推动；皮色可能正常，也可能是淡蓝色。出现感染时，会出现红肿、压痛等状，严重时可能化脓破溃，少数可发生癌变。

皮脂腺囊肿多发人群之一是青少年，因为他们身体代谢快，皮脂腺分泌旺盛。此外，不注意皮肤清洁卫生，爱吃油腻食物的人，也易患皮脂腺囊肿。

### 1.不同类型皮脂腺囊肿的症状

（1）单纯性皮脂腺囊肿。这种没有明显的症状，皮肤上会出现大小不一的圆形光滑结节，结节底部和组织的连接较疏松，能够移动。

（2）粘连性皮脂腺囊肿。囊肿的底部与组织产生粘连（基底粘连），移动度没有单纯性的好，碰触之，不易推动。

（3）感染性皮脂腺囊肿。囊肿出现红肿、皮温升高，质地较前变硬，伴有明显的压痛感，有些人会并发脓肿，可触及波动感。

### 2.皮脂腺囊肿的治疗

要想治疗皮脂腺囊肿，可以采用以下方法。

（1）一般治疗。皮脂腺囊肿的治疗，需要具体问题具体对待。如果囊肿比较小，且没有继续发展的趋势，身体也没有感觉不适，可以先暂时观察，不用采取任何的治疗措施。平时只要得多喝点水，帮助身体排毒，保证皮肤的干燥清洁即可。

（2）物理治疗。采用物理方法，就能治疗这种症状，比较常用的就是液态氮冷冻。这种治疗方法不仅能有效去除病灶，也不会影响美观，适合年龄较大或伴有其他疾病的人使用。

（3）抗生素治疗。如果皮脂腺囊肿已经发生继发感染，皮肤出现了红肿和疼痛现象，就要进行抗菌消炎治疗。可以在局部涂抹具有消炎作用的药膏，比如：青霉素类药物、莫匹罗星软膏，如果对青霉素过敏，可以使用红霉素软膏，如果严重要及时就医。

（4）手术治疗。对于反复发作，尤其是比较严重的，在感染控制的情况下，可以择期进行手术治疗。